W0257639

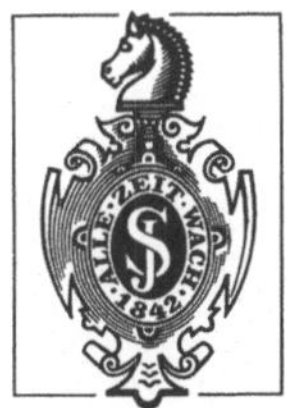

Intravenöse und intrakoronare Anwendung von Adalat

Herausgegeben von
Jürgen Meyer und Raimund Erbel

Mit 85 Abbildungen

Springer-Verlag
Berlin Heidelberg New York Tokyo

Professor Dr. Jürgen Meyer
Professor Dr. Raimund Erbel
II. Medizinische Klinik und Poliklinik
Johannes Gutenberg-Universität
Langenbeckstraße 1
6500 Mainz

ISBN-13: 978-3-540-15588-1   e-ISBN-13: 978-3-642-70582-3
DOI: 10.1007/978-3-642-70582-3

Satz-, Druck- und Bindearbeiten: Brühlsche Universitätsdruckerei, Gießen
2125/3130-543210

Vorwort

Die Kalziumantagonisten haben in ihrer oralen Darreichungsform seit vielen Jahren einen festen Platz in der Behandlung der Angina pectoris und der Hypertonie. Für manche – vor allem klinische – Indikationen ist darüber hinaus eine parenterale Zubereitung sehr wünschenswert. Während Verapamil seit langer Zeit in injizierbarer Form verfügbar ist, hat die Zubereitung und vor allem Stabilisierung der löslichen Form des Nifedipin längere Zeit in Anspruch genommen.

Der Sinn des Symposiums war es, die ersten Erfahrungen mit der intravenösen und auch der intrakoronaren Anwendung des Nifedipin im Rahmen einer kleinen Expertengruppe zu diskutieren.

Da die Kalziumantagonisten unter Umständen eine deutliche Beeinflussung der Erregungsreizbildung und -reizleitung mit sich bringen können, standen zunächst im Vortrag von T. Pop die elektrophysiologischen Untersuchungen im Blickpunkt. Im Anschluß daran wurden die hämodynamischen Veränderungen nach der Injektion von Nifedipin unter Ruhe sowie unter Belastungsbedingungen von G. Biamino dargestellt.

Eine spezielle Indikation für injizierbares Nifedipin stellen koronarchirurgische Eingriffe dar. Hier berichtete die Berliner Arbeitsgruppe (J. Tarnow, O. Schulte-Sasse) über ihre Erfahrungen. Bei der hypertrophisch-obstruktiven Kardiomyopathie gehört die orale Nifedipingabe zu den etablierten Therapiemaßnahmen. In speziellen Fällen kann die intravenöse Verabreichung, über die P. Schanzenbächer berichtete, wegen des gut steuerbaren und schnell einsetzenden Wirkmechanismus von Bedeutung sein.

Breiten Raum nahm die parenterale Verabreichung von Nifedipin in der Notfallmedizin zur Behandlung der hypertensiven Krise ein (C. Pfeiffer, O. Bartels, P. Baumgart, J. Tarnow). Die Substanz kann sowohl zur Kupierung des Anfalls als auch zur Einstellung der hypertonen Krise mit anschließender Überleitung auf die orale Medikation sehr erfolgreich eingesetzt werden. Für dieses Indikationsspektrum hat die Substanz eine ganz wesentliche klinische Bedeutung erlangt. Der Einfluß auf den Lungenkreislauf und die pulmonale Hypertonie ist nur an wenigen Kranken bisher systematisch untersucht, wie D. Faßbender und K. J. Henrichs an Fallbeispielen demonstrieren.

Bei der intrakoronaren Ballondilatation kommt es in der Insufflationsphase naturgemäß über einen längeren Zeitraum zu einer totalen Gefäßokklusion. R. Erbel und V. Hombach berichteten über die Verbesserung der Ischämietoleranz nach der systemischen und der intrakoronaren Applikation des löslichen Nifedipins. Es kann eindrucksvoll demonstriert werden, daß bei der Ballondilatation wesentlich längere Verschlußzeiten nach der Gabe dieses Kalziumantagonisten vom Herzmuskel toleriert werden.

Ein weiteres großes Anwendungsgebiet ist die Behandlung der unstabilen Angina pectoris und des akuten Myokardinfarktes. Sowohl an Fallbeispielen der Koronarspasmen (W. Rafflenbaul) als auch bei der stabilen und der unstabilen Angina pectoris (W. Schulz, W. Rafflenbeul, K. R. Karsch) kann über die Koronarerweiterung durch die intravenös applizierbare Form eine schnelle Befund- und Symptomverbesserung erzielt werden. Die Erfahrungen beim akuten Myokardinfarkt zur Verbesserung der Hämodynamik und des klinischen Verlaufes sind noch relativ begrenzt (J. Cyran, G. Schreiner). An mehreren Stellen werden derzeit Vergleichsstudien mit anderen antianginös und dilatatorisch wirksamen Substanzen durchgeführt.

Das Symposium hat gezeigt, daß die intravenöse Form des Nifedipins im Rahmen der klinischen Kardiologie, speziell bei Notsituationen wie der hypertensiven Krise und der unstabilen Angina pectoris, sehr schnell und außerordentlich wirkungsvoll eingesetzt werden kann. Die lösliche Form stellt eine wichtige Ergänzung der oralen Medikation dar. Unter klinischen Bedingungen verabreicht und in ihrer Wirkung streng kontrolliert, ist nicht mit unerwünschten Nebenwirkungen ernsterer Art zu rechnen.

Mainz, im Juni 1985   J. Meyer
                                                            R. Erbel

Inhaltsverzeichnis

Teilnehmerverzeichnis

Bartels, O., Medizinische Universitäts-Klinik mit Poliklinik, Krankenhausstraße 12, 8520 Erlangen

Baumgart, P., Medizinische Poliklinik der Universität Münster, Albert-Schweitzer-Straße 33, 4400 Münster

Biamino, G., Universitäts-Klinikum Steglitz, Medizinische Klinik und Poliklinik, Hindenburgdamm 130, 1000 Berlin 45

Cyran, J., Krankenhaus Neuperlach, Oskar-Maria-Graf-Ring 51, 8000 München 83

Erbel, R., Klinikum der Johannes Gutenberg-Universität, II. Medizinische Klinik und Poliklinik, Langenbeckstraße 1, 6500 Mainz

Faßbender, D., Herzzentrum Nordrhein-Westfalen, 4970 Bad Oeynhausen 1

Henrichs, K.J., Klinikum der Johannes Gutenberg-Universität, II. Medizinische Klinik und Poliklinik, Langenbeckstraße 1, 6500 Mainz

Hombach, V., Medizinische Universitäts-Klinik III, Joseph-Stelzmann-Straße 9, 5000 Köln 41

Karsch, K.-R., Medizinische Universitätsklinik, Kardiologie, Ottfried-Müller-Straße, 7400 Tübingen

Meyer, J., Klinikum der Johannes Gutenberg-Universität, II. Medizinische Klinik und Poliklinik, Langenbeckstraße 1, 6500 Mainz

Pfeiffer, C., Klinikum der Johannes Gutenberg-Universität, II. Medizinische Klinik und Poliklinik, Langenbeckstraße 1, 6500 Mainz

Pop, T., Klinikum der Johannes Gutenberg-Universität, II. Medizinische Klinik und Poliklinik, Langenbeckstraße 1, 6500 Mainz

Rafflenbeul, W., Medizinische Hochschule Hannover, Zentrum Innere Medizin, Kardiologie, Konstanty-Gutschow-Straße 8, 3000 Hannover 61

Rutsch, W., Klinikum Charlottenburg der Freien Universität Berlin, Innere Medizin/Kardiologie, Spandauer Damm 130, 1000 Berlin 17

Schanzenbächer, P., Medizinische Universitätsklinik, Josef-Schneider-Straße 2, 8700 Würzburg

Schreiner, G., Klinikum der Johannes Gutenberg-Universität, II. Medizinische Klinik und Poliklinik, Langenbeckstraße 1, 6500 Mainz

Schulte-Sasse, U., Klinikum Charlottenburg der Freien Universität Berlin, Kardiochirurgische Anaesthesie, Spandauer Damm 130, 1000 Berlin 19

Schulz, W., Casella Riedel Frankfurt, Medizinische Abteilung, Hanauer Landstraße 526, 6000 Frankfurt/Main
Stürzenhofecker, P., Rehabilitations-Zentrum, Südring 15, 7812 Bad Krozingen
Tarnow, J., Klinikum Charlottenburg der Freien Universität Berlin, Kardiochirurgische Anaesthesie, Spandauer Damm 130, 1000 Berlin

Die elektrophysiologische Wirkung von Nifedipin nach autonomer Blockade *

T. Pop, N. Treese, G. Schreiner, C. J. Schuster und J. Meyer

Nifedipin ist ein Kalziumantagonist, der auf Sinus- und AV-Knoten sowohl direkte als auch reflektorisch vermittelte Wirkungen ausübt [7, 21, 25]. Die direkte Wirkung besteht aus einer Unterdrückung der Sinusknotenautomatie und Verlangsamung der Reizleitung im AV-Knoten [3, 4, 10]. Der reflektorisch vermittelte Einfluß ist Folge der durch die Vasodilatation ausgelösten Sympathikusaktivierung [7, 15, 24]. Diese führt zu einer Zunahme der Automatie im Sinusknoten und Beschleunigung der Reizleitung im AV-Knoten [7, 15, 17]. Mittels autonomer Blockade [5] kann die indirekte reflektorisch vermittelte Wirkung von Nifedipin ausgeschaltet werden. Somit läßt sich der direkte Einfluß von Nifedipin auf das Herz in situ, insbesondere auf Sinus- und AV-Knoten, aufdecken.

Der Versuch, die beiden Wirkungsarten durch autonome Blockade voneinander zu trennen, wurde in den bisherigen Veröffentlichungen über Nifedipin nicht unternommen.

In der vorliegenden Arbeit wird über die Ergebnisse einer derartigen Untersuchung bei 17 Patienten berichtet.

Methode und Patientengut

Es wurden 17 Patienten untersucht, deren Daten in Tabelle 1 aufgeführt sind. Das Alter lag zwischen 18 und 77 Jahren (Medianwert 61 Jahre). 10 Patienten waren männlichen, 7 Patienten waren weiblichen Geschlechts. Ein Syndrom des kranken Sinusknotens lag bei 9 Patienten vor, während 2 Patienten einen AV-Knotenblock 1. Grades hatten.

Bei allen Patienten wurde im Herzkatheterlabor eine elektrophysiologische Untersuchung vorgenommen. Keiner der untersuchten Patienten stand unter dem Einfluß kardioaktiver Pharmaka. Die Patienten wurden über Zweck und Vorgehen der Untersuchung aufgeklärt und gaben anschließend ihr Einverständnis ab.

Von der rechten V. femoralis aus wurden 2 vierpolige Elektrodenkatheter in das rechte Herz vorgeschoben. Der erste Katheter wurde an der Mündungsstelle der oberen Hohlvene in den oberen Anteil des rechten Vorhofes plaziert. Das distale Elektrodenpaar diente zur Stimulation, das proximale Elektrodenpaar zur

---

* II. Medizinische Klinik und Poliklinik der Johannes-Gutenberg-Universität Mainz, Langenbeckstraße 1, 6500 Mainz

Tabelle 1. Patientengut

Pat. Nr.	Geschl.	Alter J	Indikation zur Untersuchung	EKG-Befund
1	M	54	Herzjagen	Normal
2	M	70	Schwindel	Sinusbradykardie Linksschenkelblock
3	M	68	Synkopen	Sinusbradykardie
4	F	75	Synkopen	AV-Block 1. Grades Linksschenkelblock
5	M	33	Schwindel	AV-Block 1. Grades
6	M	34	Schwindel	Supraventrikuläre Extrasystolen
7	F	62	Schwindel	Normal
8	M	59	Synkopen	Sinusbradykardie
9	F	74	Synkopen	Sinuatrialer Block
10	F	76	Schwindel	Sinusbradykardie Linksschenkelblock
11	M	61	Synkopen	Sinusbradykardie
12	M	76	Schwindel	Sinuatrialer Block
13	F	47	Schwindel	Linksschenkelblock
14	F	77	Schwindel	Normal
15	M	24	Schwindel	Normal
16	F	59	Schwindel	Normal
17	M	18	Synkopen	Sinuatrialer Block Rechtsschenkelblock

Ableitung eines bipolaren Vorhofelektrogramms. Der zweite Elektrodenkatheter wurde über der Trikuspidalklappe angebracht und diente zur Ableitung des His-Bündel-Elektrogramms [10].

Zunächst wurde im Sinusrhythmus abgeleitet, dann erfolgte die bipolare Vorhofstimulation bei doppelter Stromstärke. Es wurde sodann eine Frequenz gewählt, die um 5–10/min über der Sinusfrequenz lag. Die Stimulationsfrequenz wurde dann stufenweise um 10 Schläge/min erhöht bis zu einer Frequenz von mindestens 150 Schlägen/min. Die Stimulationsdauer betrug 30 s für jede Frequenzstufe.

Im Anschluß an die festfrequente Vorhofstimulation erfolgte die programmierte vorzeitige Vorhofstimulation bei 2 Grundfrequenzen: 100 und 120/min. Nach jedem 8. Grundfrequenzstimulus (S_1) folgte ein frühzeitiger Teststimulus (S_2). Das S_1S_2-Intervall wurde in Abständen von 10–20 ms verkürzt, bis die effektive Refraktärzeit des Vorhofes erreicht war. Alle Messungen wurden vor autonomer Blockade und 5 min nach autonomer Blockade sowie 2 min nach zusätzlicher Verabreichung von Nifedipin vorgenommen. Die Untersuchung nach autonomer Blockade war innerhalb von 30 min abgeschlossen. Während dieses Zeitraumes sicherte die kombinierte Applikation von Propranolol und Atropin in der angegebenen Dosis die autonome Blockade [5].

Die autonome Blockade [5] bestand aus der intravenösen Verabreichung von Propranolol in einer Dosis von 0,2 mg/kg KG und Atropin in einer Dosis von 0,04 mg/kg KG. Die Substanzen wurden innerhalb von 10 min appliziert.

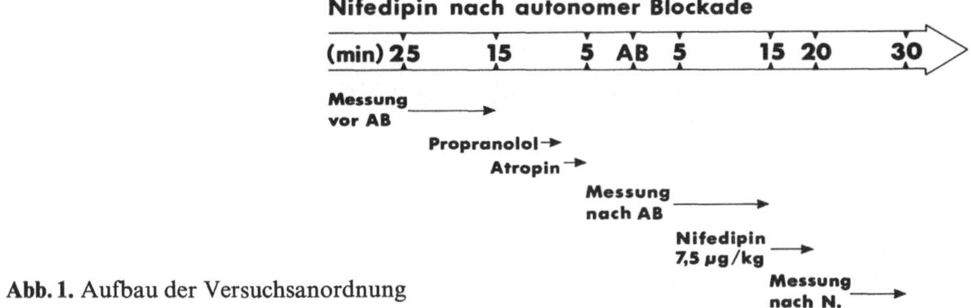

Abb. 1. Aufbau der Versuchsanordnung

Nifedipin wurde intravenös in einer Dosis von 7,5 µg/kg KG innerhalb von 3 min verabreicht.

Folgende Parameter wurden untersucht:

- die spontane Zykluslänge, ermittelt über 10 konsekutive Schläge;
- die Sinusknotenerholungszeit [9]: das Intervall vom letzten stimulierten Vorhofschlag bis zur ersten Sinus-P-Welle. Dieses Intervall wurde bei jeder getesteten Frequenz gemessen. Zur statistischen Analyse wurde nur der maximal erreichte Wert herangezogen;
- die korrigierte Sinusknotenerholungszeit [11]: als Differenz zwischen der Sinusknotenerholungszeit und der spontanen Zykluslänge;
- die sinuatriale Leitungszeit nach Narula [12];
- die effektive Refraktärzeit des rechten Vorhofes: das längste S_1S_2-Intervall, bei dem S_2 ohne Vorhofantwort bleibt [14];
- die funktionelle Refraktärzeit des rechten Vorhofes: das kürzest erreichbare A_1A_2-Invervall, gemessen im His-Bündel-Elektrogramm [11];
- die relative Refraktärzeit des rechten Vorhofes: die Differenz zwischen der gesamten und der effektiven Refraktärzeit des rechten Vorhofes. Die gesamte Refraktärzeit des rechten Vorhofes ist das längste S_1S_2-Intervall bei dem das S_2A_2-Intervall länger ist als das S_1A_1-Intervall [14];
- die effektive Refraktärzeit des AV-Knotens: das längste A_1A_2-Intervall (im His-Bündel-Elektrogramm), bei dem A_2 nicht von einem H-Potential gefolgt wird. Dieser Parameter wurde bei 2 Stimulationsfrequenzen 100 und 120/min bestimmt;
- die funktionelle Refraktärzeit des AV-Knotens: das jeweils erreichbare kürzeste H_1H_2-Intervall. Auch diese Parameter wurden für die Stimulationsfrequenzen 100 und 120/min ermittelt;
- die sog. Wenckebach-Zykluslänge: die kürzeste stimulierte Zykluslänge, die zu einem AV-Block II. Grades vom Typ 1 führt.

Die statistische Analyse bediente sich des Wilcoxon-Tests. Die Ergebnisse sind als Medianwerte mit Angabe des Wertebereiches aufgeführt.

Ergebnisse

Die Wirkung von Nifedipin auf die Sinusknotenparameter ist in Tabelle 2 aufgeführt. Obwohl nach Nifedipin der Medianwert sämtlicher Parameter ansteigt, läßt sich diese Zunahme statistisch nicht sichern. Ein unterschiedliches Verhalten der Patienten mit und ohne Syndrom des kranken Sinusknotens konnte nicht beobachtet werden. Tabelle 3 gibt die Wirkung von Nifedipin auf die Vorhofparameter wieder. Eine signifikante Änderung dieser Parameter ist nicht erkennbar.

Die Wirkung von Nifedipin auf die untersuchten AV-Knoten-Parameter geht aus der Tabelle 4 hervor. Es läßt sich eine statistisch signifikante Zunahme der sämtlichen Medianwerte erkennen. Zu vermerken ist, daß die effektive Refraktärzeit des AV-Knotens nicht bei allen Patienten bestimmt werden konnte, da sie gelegentlich kürzer als die funktionelle Refraktärzeit des rechten Vorhofes war. Trotzdem ließen sich auch hier die Unterschiede statistisch sichern.

Diskussion

Nifedipin entfaltet auf das Reizleitungssystem des Herzens in situ eine direkte und eine indirekte, reflektorisch vermittelte Wirkung [7, 21, 25]. Wie aus experimentellen Untersuchungen am isolierten Herzen hervorgeht, führt Nifedipin zu einer dosisabhängigen depressorischen Wirkung auf Sinus- und AV-Knoten [3, 4, 10].

Die indirekte, reflektorische Wirkung beruht auf der vasodilatatorischen Eigenschaft der Substanz [4, 15, 24]. Nifedipin senkt den peripheren Widerstand und ruft dadurch eine reflektorische Zunahme der Sympathikusaktivität hervor [7]. Die Folge ist eine Stimulation des Sinus- und AV-Knotens. In vivo ist die indirekte Wirkung stärker als die direkte [4, 6, 7, 8, 10, 13, 17, 18, 20–22, 25].

Die bisherigen Untersuchungen mit intravenös oder sublingual verabreichtem Nifedipin stimmen weitgehend darin überein, daß die Substanz zu einer signifikanten Zunahme der Sinusfrequenz führt [2, 6–8, 17, 18, 21, 22, 25]. Über die anderen Sinusknotenparameter gibt es nur spärliche Informationen. Kawai et al. [7] sahen nach einer relativ hohen i. v. applizierten Dosis von Nifedipin von 1 mg eine signifikante Abnahme der Sinusknotenerholungszeit.

Nach einer sublingual verabreichten Dosis von 20 mg fanden Padeletti et al. [13] sowie Furlanello et al. [2] keine signifikante Veränderung dieses Parameters.

Über die Wirkung von intrakoronar appliziertem Nifedipin (Dosis 0,1 mg) auf die Sinusfrequenz gibt es keine übereinstimmenden Ergebnisse [6, 8, 18, 20]. Dies mag auf unterschiedlichen Patientenkollektiven, Dosen und Applikationsgeschwindigkeiten beruhen [20].

In der vorliegenden Studie konnte eine geringgradige und statistisch nichtsignifikante depressorische Wirkung auf den Sinusknoten festgestellt werden. Es mag sein, daß bei höherer Dosierung dieser Effekt besser zum Tragen gekommen wäre, da bekannt ist, daß Nifedipin eine dosisabhängige Wirkung entfaltet [4, 10]. Die gewählte Dosis von 7,5 µg/kg Körpergewicht entspricht allerdings derjenigen, die in der bisher einzig publizierten elektrophysiologischen Studie mit intra-

Tabelle 2. Sinusknotenparameter

	ZL (ms)		SKEZ (ms)		KSKEZ (ms)		SALZ (ms)	
	AB	N	AB	N	AB	N	AB	N
Medianwert	750	760	1150	1240	440	460	63	75
Wertebereich	600–1310	600–1290	780–11700	780–7470	180–10810	180–6540	32–125	35–366
Statische Analyse	NS		NS		NS		NS	

Abkürzungen: ZL: Zykluslänge, SKEZ: Sinusknotenerholungszeit, KSKEZ: korrigierte Sinusknotenerholungszeit, SALZ: sinuatriale Leitungszeit, AB: autonome Blockade, N: Nifedipin, NS: nichtsignifikanter Unterschied

Tabelle 3. Vorhofparameter

	ERZRA 100		ERZRA 120		FRZRA 100		FRZRA 120		RRZRA 100		RRZRA 120	
	AB	N	AB	N	AB	N	AB	N	AB	N	AB	N
Medianwert	240	230	220	225	280	280	280	280	40	45	55	70
Wertebereich	210–290	205–305	190–295	200–280	235–320	230–320	225–320	225–310	5–75	20–70	5–100	15–100
Statistische Analyse	NS		NS		NS		NS		NS		NS	

Abkürzungen: ERZRA: effektive Refraktärzeit des rechten Vorhofes, FRZRA: funktionelle Refraktärzeit des rechten Vorhofes, RRZRA: relative Refraktärzeit des rechten Vorhofes, 100: Stimulationsfrequenz 100/min, 120: Stimulationsfrequenz 120/min, AB: autonome Blockade, N: Nifedipin

Tabelle 4. AV-Knoten-Parameter

	ERZAVK 100 (ms)		ERZAVK 120 (ms)		FRZAVK 100 (ms)		FRZAVK 120 (ms)		WZ (ms)	
	AB	N	AB	N	AB	N	AB	N	AB	N
Medianwert	300	305	290	300	380	400	385	410	370	390
Wertebereich	250–410	280–460	260–450	270–500	320–500	350–550	290–520	350–570	320–470	340–510
Statistische Analyse	p<0,01		p<0,01		p<0,01		p<0,01		p<0,01	

Abkürzungen: ERZAVK 100 und 120: effektive Refraktärzeit des AV-Knotens bei Stimulationsfrequenz 100 bzw. 120/min, FRZAVK 100 und 120: funktionelle Refraktärzeit des AV-Knotens bei Stimulationsfrequenz 100 bzw. 120/min, AB: autonome Blockade, N: Nifedipin

venös verabreichtem Nifedipin gegeben wurde [17]. Somit scheint Nifedipin auch unter autonomer Blockade keine nennenswerte Depression auf den Sinusknoten auszuüben.

Im Gegensatz dazu fand unsere Arbeitsgruppe in einer früheren Untersuchung, daß der Kalciumantagonist Diltiazem nach autonomer Blockade zu einer signifikanten und ausgeprägten Unterdrückung der Sinusknotenautomatie führt [23]. Ähnliche Befunde werden auch für Verapamil nach unvollständiger autonomer Blockade beschrieben [1].

Im Tierexperiment wurde lediglich von Raschack [16] die Wirkung von Nifedipin auf den Vorhof des Meerschweinchens untersucht. Er fand eine dosisabhängige Verlängerung der funktionellen Refraktärzeit. Die von Raschack [16] applizierten Dosen waren allerdings höher als die von uns verabreichten.

Die Wirkung von Nifedipin auf die elektrophysiologischen Parameter des Vorhofes beim Menschen wurde bisher nur von Padeletti et al. [13] untersucht. Während eine Änderung der effektiven Refraktärzeit ausblieb, fanden die Autoren eine signifikante Verlängerung der frequenzbezogenen funktionellen Refraktärzeit des rechten Vorhofes. In Absolutwerten ausgedrückt, änderte sich der letztgenannte Parameter jedoch nicht signifikant. Obwohl die funktionelle Refraktärzeit des rechten Vorhofes frequenzabhängig ist, gibt es bisher noch keine Untersuchungen, wonach die frequenzbezogene funktionelle Refraktärzeit dieselben Ergebnisse liefert wie die mittels programmierter Vorhofstimulation bestimmte funktionelle Refraktärzeit. In der vorliegenden Untersuchung konnte keine gerichtete Änderung der gemessenen Vorhofparameter festgestellt werden. Auch war bei den untersuchten Patienten der Medianwert der funktionellen Refraktärzeit des rechten Vorhofes bei beiden getesteten Frequenzen sowohl vor als auch nach Nifedipingabe mit 280 ms identisch. Daraus wird geschlossen, daß Nifedipin in einer Dosis von 7,5 µg/kg Körpergewicht keinen meßbaren Einfluß auf die elektrophysiologischen Parameter des rechten Vorhofes ausübt.

Über die Wirkung von Nifedipin auf den AV-Knoten gibt es nur wenige Untersuchungen. Kawai et al. [7] fanden nach intravenös verabreichtem Nifedipin (1 mg) eine signifikante Abnahme der sog. Wenckebach-Zyklus-Länge. Unter einer geringeren Dosis von nur 7,5 µg/kg Körpergewicht sahen Rowland et al. [17] keine signifikante Änderung der AV-Knoten-Leitung. Furlanello et al. [2] verabreichten ihren Patienten eine konstante Dosis von 20 mg sublingual. Dabei kam es zu einer signifikanten Verkürzung der AV-Knoten-Refraktärzeiten sowie der Wenckebach-Zyklus-Länge. Padeletti et al. [13] fanden bei 4 Patienten, die 20 mg Nifedipin sublingual erhielten, keine signifikante Änderung der Refraktärzeit des AV-Knotens. Diese Ergebnisse lassen sich dahingehend interpretieren, daß Nifedipin beim Menschen eine positivdromotrope Wirkung auf den AV-Knoten entfaltet.

In der vorliegenden Untersuchung führte Nifedipin zu einer Abnahme der Leitungsfähigkeit des AV-Knotens. Diese Wirkung war nur mäßig ausgeprägt, ließ sich jedoch statistisch sichern. Die Zunahme der Wenckebach-Zyklus-Länge betrug etwa 5,5%. In der schon erwähnten Untersuchung über Diltiazem fand unsere Arbeitsgruppe eine Verlängerung dieses Parameters um etwa 30% [23]. Somit entfaltet Diltiazem eine stärkere negativ dromotrope Wirkung auf den AV-Knoten als Nifedipin.

Abschließend läßt sich sagen, daß Nifedipin in einer intravenös verabreichten Dosis von 7,5 µg/kg Körpergewicht unter autonomer Blockade nur eine geringgradige negativ chronotrope und dromotrope Wirkung entfaltet. Sie läßt sich nur für den AV-Knoten statistisch sichern und ist wahrscheinlich für die praktischen Belange ohne Bedeutung.

Literatur

1. Breithardt G, Seipel L, Wiebrighaus E (1978) Dual effect of verapamil on sinus node function in man. In: Bonke FIM (ed) The sinus node. Structure, function and clinical relevance. Marinus Nijhof Medical Division, Haag
2. Furlanello F, Disertori M, Vergara G, Favero A Del (1980) Study on the electrophysiological effects of nifedipine in man. In: Puech E, Krebs R (eds) 4th International Adalat Symposium. New therapy of ischemic heart disease. Excerpta Medica, Amsterdam, p 227
3. Haastert H-P (1973) Besonderheiten der chronotropen, dromotropen und inotropen Wirkung von Ca-Antagonisten (Verapamil, D 600, Nifedipine) am Herzen in situ und an isolierten Vorhöfen sowie deren Beeinflussung durch Extra-Calcium und Isoproterenol (Abstr.). Arch Pharmacol 277:R 26
4. Hashimoto K, Taira N, Chiba S et al. (1972) Cardiohemodynamic effects of BAY a 1040 in the dog. Arzneim Forsch (Drug Res) 22:15
5. Jose AD (1966) Effect of combined sympathetic and parasympathetic blockade on heart rate and cardiac function in man. Amer J Cardiol 18:476
6. Kaltenbach M, Schulz W, Kober G (1979) Effect of nifedipine after intravenous and intracoronary administration. Amer J Cardiol 44:832
7. Kawai C, Konishi T, Matsuyama E, Okazaki H (1981) Comparative effects of three calcium antagonists diltiazem, verapamil and nifedipine, on the sinoatrial and atrioventricular nodes. Experimental and clinical studies. Circulation 63:1035
8. Lichtlen PR, Engel H-J, Wolf R, Amende I (1980) The effect of the calcium-antagonistic drug nifedipine on coronary and left ventricular dynamics in patients with coronary heart disease. In: Fleckenstein A, Roskamm H (eds) Calcium-Antagonismus. Springer, Berlin Heidelberg, New York, p 270
9. Mandel WJ, Hayakawa H, Danzig R, Marcus HS (1971) Evaluation of sinoatrial node function in man by overdrive suppression. Circulation 44:59
10. Narimatsu A, Taira N (1976) Effects on atrio-ventricular conduction of calcium-antagonistic coronary vasodilators, local anaesthetics and quinidine injected into the posterior and the anterior septal artery of the atrio-ventricular node preparation of the dog. Arch Pharmacol 294:169
11. Narula OS, Samet P, Javier RP (1972) Significance of the sinus node recovery time. Circulation 45:140
12. Narula OS, Shanta N, Vasquez M, Tacorne WD, Linhart JW (1978) A new method for measurement of sinoatrial conduction time. Circulation 58:706
13. Padeletti L, Franchi F, Brat A, Dabizzi RP, Michelucci A (1979) The cardiac electrophysiological effects of nifedipine. Int J Clin Pharmacol Biopharm 17:290
14. Pop T, Fleischmann D, Effert S (1977) Untersuchungen über die Vulnerabilität des Vorhofes. II. Mitteilung. Beziehung zwischen Vulnerabilität und Refraktärzeiten des Vorhofes. Klin Wochenschr 55:71
15. Raff WK, Kosche F, Lochner W (1972) Untersuchungen mit Nifedipin, einer coronargefäßerweiternden Substanz mit schneller sublingualer Wirkung. Arzneim Forsch (Drug Res) 22:33
16. Raschak M (1976) Differences in the cardiac actions of the calcium antagonists verapamil and nifedipine. Arzneim Forsch (Drug Res) 26:1330
17. Rowland E, Evans T, Krikler D (1979) Effect of nifedipine on atrioventricular conduction as compared with verapamil. Intracardiac electrophysiological study. Brit Heart J 42:124

18. Schanzenbächer P, Liebau G, Deeg P, Kochsiek K (1983) Effect of intravenous and intracoronary nifedipine on coronary blood flow and myocardial oxygen consumption. Amer J Cardiol 51:712
19. Scherlag BJ, Lau H, Helfant RH, Berkowitz WD, Stein E, Damato AN (1969) Catheter technique for recording His bundle activity in man. Circulation 39:13
20. Schulz W, Kaltenbach M, Kober G (1983) Chronotopic response after injection of nifedipine into the sinus node artery in man. In: Kaltenbach M, Neufeld HN (eds) 5th International Adalat Symposium. New therapy of ischemic heart disease and hypertension. Excerpta Medica, Amsterdam, p 322
21. Serruys PW, Brower RW, Ten Katen HJ, Bom AH, Gugenholtz PG (1981) Regional wall motion from radiopaque markers after intravenous and intracoronary injections of nifedipine. Circulation 63:584
22. Spies HF, Schulz W, Werner H, Appel E, Becker HJ, Kaltenbach M (1980) Einfluß der Calcium-Antagonisten Verapamil, Nifedipin und Fendilin auf Blutdruck und Herzfrequenz. In: Fleckenstein A, Roskamm H (Hrsg) Calcium-Antagonismus. Springer, Berlin Heidelberg New York, S 252
23. Treese N, Kasper W, Pop T, Meinertz T (1963) Depressive effect of diltiazem on sinus node function after autonomic blockade in man. In: Fleckenstein A, Hashimoto K, Hermann M, Schwartz A, Seipel L (eds) Calcium-antagonists. Recent development and prospects. Fischer, Stuttgart New York, p 213
24. Vater W, Kroneberg G, Hoffmeister F et al. (1972) Zur Pharmakologie von 4-(2'-Nitrophenyl)-2,6-dimethyl-1,4-dihydropyridin-3,5- dicarvonsäuredimethylester (Nifedipin, BAY a 1040). Arzneim Forsch (Drug Res) 22:1
25. Winniford MD, Markham RV, Firth BG, Nicod P, Hills LD (1982) Hemodynamic and electrophysiologic effects of verapamil and nifedipine in patients on propranolol. Amer J Cardiol 50:704

Einfluß einer Nifedipin-Dauerinfusion auf die Ruhe- und Belastungshämodynamik bei koronarer Herzerkrankung *

G. Biamino und M. Oeff

Einleitung

In zahlreichen Untersuchungen konnte gezeigt werden, daß Nifedipin nicht nur in der Behandlung der sogenannten vasospastischen Angina pectoris effektiv ist, sondern auch zu einer Linderung bei Beschwerden bei den sogenannten stabilen Formen der koronaren Herzerkrankung führt. Hämodynamische und angiographische Untersuchungen konnten den Beleg erbringen, daß Nifedipin vorwiegend durch eine Senkung des nachgeschalteten Widerstandes und möglicherweise über eine direkte Erweiterung der epikardialen Koronargefäße wirkt.

Seit kurzer Zeit steht Nifedipin in einer intravenösen Zubereitung zur Verfügung, die auch in Form einer Dauerinfusion appliziert werden kann. Ziel der vorliegenden Untersuchung war nunmehr festzustellen, inwieweit eine Dauerinfusion von Nifedipin die Ruhe- und die Belastungshämodynamik bei Patienten mit nachgewiesener koronarer Herzerkrankung beeinflußt.

Patientenkollektiv

In dieser offenen, unizentrischen Studie wurden 12 Patienten mit nachgewiesener koronarer Herzerkrankung untersucht. Die Diagnose wurde sowohl durch das Vorliegen eines positiven Belastungs-EKGs als auch durch die selektive Koronarographie gesichert.

Applikationsmodus

Über ein lichtundurchlässiges System (Braun, Melsungen) wurde zunächst innerhalb von 3 Minuten 1 mg Nifedipin injiziert. Die Infusion wurde dann in einer Dosis von 1 mg/h über 40–45 min fortgesetzt.

* Abteilung für Kardiologie und Pneumologie der Medizinischen Klinik im Klinikum Steglitz der FU Berlin, 1000 Berlin 45

Untersuchungsablauf

Nachdem das Protokoll der Untersuchung von der Ethischen Kommission des Klinikums Steglitz genehmigt worden war, wurde jeder einzelne Patient vor der Untersuchung über Wesen und Inhalt informiert und gab sein schriftliches Einverständnis.

Bei allen Patienten wurde eine ggf. laufende Medikation mit β-Rezeptorenblockern und/oder Kalziumantagonisten vor der hämodynamischen Untersuchung stufenweise abgebaut, so daß mindestens 72 h vor den Messungen keine der angegebenen Substanzen mehr eingenommen wurde. Alle Patienten waren nicht digitalisiert und wurden auch diuretisch nicht behandelt.

Eine Therapie mit organischen Nitraten wurde 16–20 h vor Beginn der Untersuchung unterbrochen.

Versuchsdurchführung

Nach Punktion der rechten Femoralvene wurde mit der Seldinger-Technik ein dreilumiger Swan-Ganz-Katheter in die rechte Pulmonalarterie vorgeführt. Somit konnte gleichzeitig der Druck in der Pulmonalarterie sowie im rechten Vorhof gemessen werden. Durch Aufblasen des spitzennahe gelegenen Ballons wurde schließlich darauf geachtet, daß eine einwandfreie, reproduzierbare Registrierung des Pulmonalkapillarverschlußdruckes möglich war.

Nach zusätzlicher Punktion der rechten Femoralarterie konnte nach Vorführen eines sogenannten Cavafix-Katheters in die Bauchaorta auch die blutige Registrierung des arteriellen Druckes vorgenommen werden.

Das Herzzeitvolumen wurde in üblicher Weise mit der Kältedilutionsmethode gemessen.

Nachdem die Katheter plaziert wurden und konstante Bedingungen sich eingestellt hatten, erfolgte die Messung der Ruhewerte: arterieller Druck, Pulmonalisdruck, Pulmonalkapillarverschlußdruck, Mitteldruck im rechten Vorhof, Herzzeitvolumen, Herzfrequenz.

Aus diesen hämodynamischen Parametern wurden zusätzlich errechnet: Herzzeitvolumenindex, Schlagvolumenindex, totaler peripherer Widerstand, Pulmonalarterienwiderstand, Schlagarbeitsindex, linksventrikulärer Arbeitsindex.

Im Anschluß an die Basismessung wurde im Liegen eine ergometrische Belastung vorgenommen. Unmittelbar vor Beginn der ergometrischen Belastung mit bereits angehobenen Beinen wurde eine erneute Ruhemessung vorgenommen. Danach erfolgte die ergometrische Belastung in Stufen von jeweils 3 min und wurde bis zur Symptomlimitierung durchgeführt. Die einzelnen Belastungsstufen betrugen 0,25 oder 0,5 W pro kg Körpergewicht.

Nach Beendigung der ersten ergometrischen Belastung wurde in supiner Position eine mindestens 20 min dauernde Pause bis zum Erreichen der Ausgangswerte eingehalten.

Danach erfolgte eine Basismessung, auf die die anschließenden Veränderungen nach Nifedipingabe bezogen wurden. Danach wurde innerhalb von 3 min

1 mg Nifedipin intravenös appliziert. Am Ende dieser kurzen Infusionsperiode erfolgte die erste hämodynamische Kontrollmessung. Die Infusion wurde mit einer Konzentration von 1 mg/h Nifedipin fortgesetzt. Weitere Kontrollmessungen wurden 5, 10, 15 und 30 min nach Infusionsbeginn vorgenommen.

Unter weiterlaufender Infusion wurde der Patient anschließend unter identischen Bedingungen wie vor Gabe von Nifedipin ergometrisch belastet. Die einzelnen hämodynamischen Werte wurden mit den Belastungswerten vor Beginn der Infusion verglichen.

Ergebnisse

Wie aus den Abb. 1–3 hervorgeht, lagen sämtliche hämodynamischen Parameter unter Ruhebedingungen vor Gabe von Nifedipin im Normbereich. Dies gilt insbesondere für den linksventrikulären Füllungsdruck mit 8,1 ($\pm$2,9) mm Hg. Der Cardiacindex betrug 2,9 ($\pm$0,5) l/min·m^2.

Nach Applikation von 1 mg Nifedipin intravenös innerhalb von 3 min kommt es zu einer hochsignifikanten Senkung sowohl des systolischen wie des diastolischen und somit auch des mittleren arteriellen Druckes. Gleichzeitig kommt es zu einem deutlichen Anstieg der Herzfrequenz von 76 auf 85,6 im Mittel als Ausdruck einer reaktiven Tachykardie. Gleichzeitig steigt der Cardiacindex von 2,9 auf 3,7 l/min·m^2. Zu betonen ist die Tatsache, daß der Schlagvolumenindex ebenfalls signifikant von 38,7 auf 42,6 ml/m^2 ansteigt. Die erhebliche periphere Wirkung von Nifedipin in dieser Dosierung ist auch am deutlichen Abfall des totalen peripheren Widerstandes von 1434 auf 1037 dyn·s·cm^{-5} abzulesen.

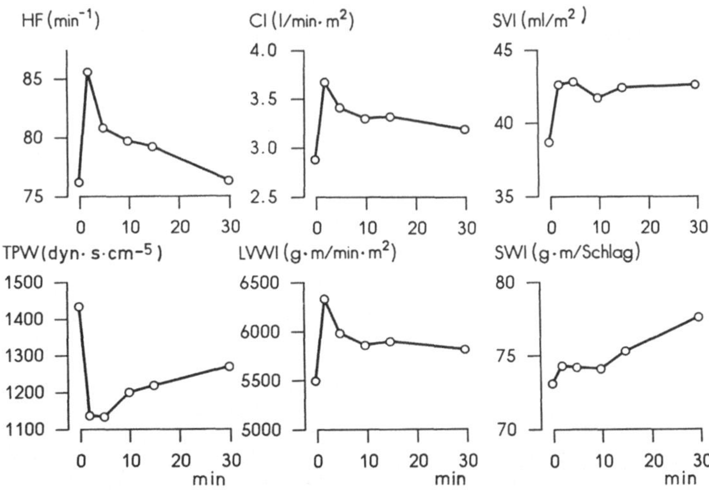

Abb. 1. Änderungen der Herzfrequenz (HF), des Cardiacindex (CI), des Schlagvolumenindex (SVI), des totalen peripheren Widerstandes (TPW), des linksventrikulären Arbeitsindex (LVWI) und des Schlagarbeitsindex (SWI) unter Dauerinfusion von Nifedipin (1 mg/h nach einer initialen Gabe von 1 mg innerhalb von 3 min). Einzelheiten s. Text

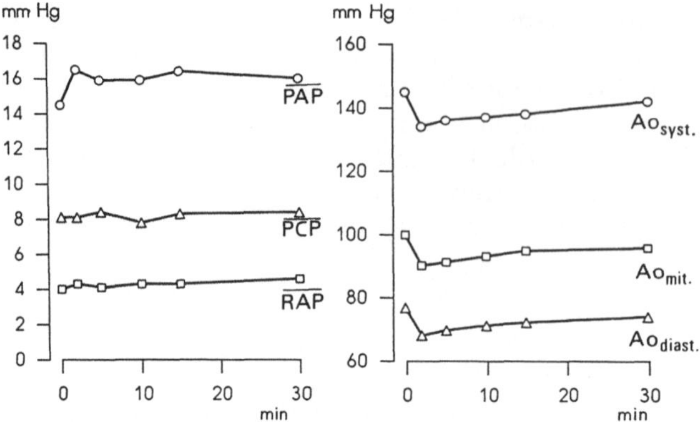

Abb. 2. Verhalten des mittleren Pulmonalarteriendruckes (PAP), des Pulmonalkapillarverschlußdruckes (PCP) und des rechtsatrialen Druckes (RAP) sowie des systolischen, diastolischen und
des mittleren arteriellen Druckes Ao unter Dauerinfusion von Nifedipin 1 mg/h nach einer
initialen Gabe von 1 mg innerhalb von 3 min. Nach der Gabe von 1 mg Nifedipin innerhalb von
3 min kommt es zu einem deutlichen Abfall sowohl des systolischen wie des diastolischen und des
mittleren arteriellen Druckes. Die weitere Infusion von Nifedipin zeigt keine weitere Senkung
der Parameter, sondern eine geringgradige Wiederzunahme. Der Füllungsdruck sowohl des linken als auch des rechten Ventrikels ändert sich unter der intravenösen Gabe von Nifedipin in
der gewählten Konzentration nicht

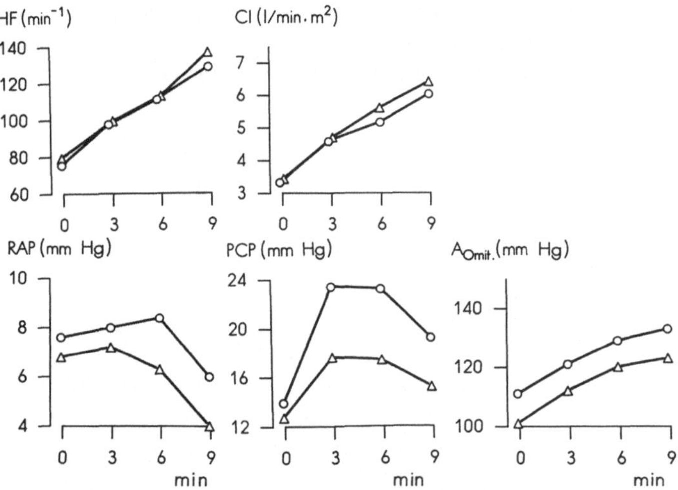

Abb. 3. Hämodynamische Änderungen unter Belastung vor (offene Kreise) und nach 30 minüti-
ger Dauerinfusion von Nifedipin in einer Konzentration von 1 mg/h (offene Dreiecke). Da nicht
alle Patienten die letzte Belastungsstufe durchstehen konnten, wurden für den statistischen Vergleich nur die Werte in der 6. Belastungsminute vor und nach Gabe von Nifedipin herangezogen.
Nach Gabe von Nifedipin kommt es unter Belastungsbedingungen zu einer hochsignifikanten
Senkung des mittleren arteriellen Druckes (im Bild rechts unten) und des mittleren Pulmonalkapillarverschlußdruckes. Die Änderungen des rechtsatrialen Füllungsdruckes sind statistisch
nicht signifikant. Sowohl die Herzfrequenz wie der Cardiacindex zeigen nach Gabe von Nifedipin praktisch keine Änderung im Vergleich zu den Vorwerten

In dieser initialen Phase beobachtet man auch keine Änderung des Füllungsdruckes des rechten Ventrikels gemessen am mittleren Druck im rechten Vorhof.

Unter Fortsetzung der Dauerinfusion, jetzt mit 1 mg/h Nifedipin, beobachtet man einen geringgradigen Wiederanstieg des arteriellen Druckes, wobei allerdings der Mittelwert hochsignifikant im Vergleich zum Ausgangswert gesenkt bleibt.

Auch bei der Fortsetzung der Infusion kommt es nicht zu einer Änderung des Füllungsdruckes des rechten oder des linken Ventrikels. Die Herzfrequenz normalisiert sich im Laufe der Zeit, so daß am Ende der Infusionszeit der Ausgangswert wieder erreicht worden ist. Bereits 10 min nach Beginn der Infusion unterschied sich die Herzfrequenz nicht mehr signifikant von dem Ausgangswert. Auffällig ist die Tatsache, daß der Schlagvolumenindex signifikant erhöht bleibt.

Der totale periphere Widerstand steigt geringgradig unter der Dauerinfusion wieder an, bleibt aber im Vergleich zu dem Ausgangswert signifikant erniedrigt. Die Veränderungen des linksventrikulären und des Schlagarbeitsindex unterscheiden sich von dem Ausgangswert nicht signifikant.

Hämodynamische Veränderungen unter ergometrischen Belastungsbedingungen

Alle untersuchten Patienten konnten mit mindestens 0,5 W pro kg Körpergewicht über 3 min belastet werden. 10 der 12 untersuchten Patienten konnten eine Belastungsstufe von 0,75–1,25 W pro kg Körpergewicht bis zur Symptomlimitierung bewältigen. Die dritte Belastungsstufe von der 6. bis zur 9. min mit 1,25 bzw. 1,75 W pro kg Körpergewicht konnte nur von 6 Patienten bewältigt werden. Für den Vergleich der hämodynamischen Wirkung unter Belastungsbedingungen wurden daher nur die ersten zwei Belastungsstufen herangezogen.

Vor der intravenösen Gabe von Nifedipin betrug der mittlere Pulmonalkapillarverschlußdruck knapp 14 mm Hg. Unter Belastungsbedingungen überstieg der Wert mit 23,2 mm Hg eindeutig den Normbereich. Gleichzeitig stieg der Pulmonalarteriendruck von 20,9 auf 34 mm Hg pathologisch an. Die Herzfrequenz stieg vor Gabe von Nifedipin im Mittel von 75 auf 111/min an.

Der Anstieg des Cardiacindex war frequenzkorreliert, ohne eine wesentliche Änderung des Schlagvolumenindex vorzuweisen.

Unter laufender Infusion von 1 mg/h Nifedipin kommt es unter Belastungsbedingungen im Vergleich zu den Kontrollwerten zu einer hochsignifikanten Senkung sowohl des systolischen wie des diastolischen und des mittleren arteriellen Druckes um etwa 10–12 mm Hg. In Abb. 3 ist dieser wiedergegeben für den mittleren Druck, der in der 6. min der Belastung vor Gabe von Nifedipin 129 ($\pm$ 14,3) mm Hg betrug und auf 120 ($\pm$ 12,4) mm Hg nach Gabe der Substanz abfiel.

Von besonderer Bedeutung ist die Tatsache, daß es simultan zur Abnahme des arteriellen Druckes ohne eine signifikante Änderung des Füllungsdruckes des rechten Ventrikels zu einer hochsignifikanten Senkung des Füllungsdruckes des linken Ventrikels kommt. Während vor Gabe von Nifedipin in der 6. min der Füllungsdruck des linken Ventrikels im Mittel 23,2 ($\pm$ 8,5) mm Hg betrug, war dieser Wert nach Nifedipin mit 17,4 ($\pm$ 6,9) eindeutig niedriger.

Wertung der Ergebnisse

Alle untersuchten Patienten haben sowohl die Gabe von 1 mg Nifedipin intravenös innerhalb von 3 min als auch die anschließende Infusion von 1 mg/h gut ohne Angabe von Nebenwirkungen vertragen. Vereinzelt wurde allerdings die Sensation des Herzklopfens angegeben. Flushreaktionen wurden nicht beobachtet.

Unter der gewählten Applikationsform kommt es unter Ruhebedingungen zu einer hochsignifikanten Senkung des peripheren Widerstandes mit nachfolgender Senkung des arteriellen Druckes. Initial kommt es vorübergehend zu einem Anstieg der Herzfrequenz mit konsekutiver Steigerung des Cardiacindex. Die auch nach weitgehender Normalisierung der Herzfrequenz fortbestehende Erhöhung des Cardiacindex spricht im Zusammenhang mit der bleibenden Steigerung des Schlagvolumenindex für eine Verbesserung der Pumpleistung, die allein Folge einer Senkung der Nachlast sein dürfte, da es unter Ruhebedingungen zu keiner Änderung des Füllungsdruckes des rechten Ventrikels kommt.

Unter Belastungsbedingungen beobachtet man im Vergleich zu den Vorwerten eine hochsignifikante Senkung des arteriellen Druckes. Simultan hierzu geht eine eindeutige Abnahme auch des Füllungdruckes des linken Ventrikels einher. Obwohl unter Belastungsbedingungen auch eine geringgradige nichtsignifikante Senkung des rechtsatrialen Druckes zu beobachten war, dürfte die Senkung des Pulmonalkapillarverschlußdruckes unter Belastungsbedingungen kaum Ausdruck einer zusätzlichen Venodilatation sein, sondern vielmehr auf eine Änderung der linksventrikulären Compliance zurückgeführt werden.

Zusammenfassend zeigen die erzielten Ergebnisse, daß eine intravenöse Gabe von Nifedipin auch in Form einer Dauerinfusion über längere Zeit zu einer Verbesserung der linksventrikulären Leistung sowohl unter Ruhe- als auch unter Belastungsbedingungen führt. Als Hauptwirkungsmechanismus ist eine periphere Vasodilatation anzusehen, wobei zu betonen ist, daß auch gleichzeitig der linksventrikuläre Füllungsdruck ohne Änderung des venösen Rückflusses abnimmt.

Aufgrund der beobachteten ausgeprägten Senkung des totalen peripheren Widerstandes ist zu erwarten, daß diese Applikationsform in der Behandlung von hypertonischen Krisen Anwendung finden könnte. Als weiteres Anwendungsgebiet könnte auch die akute Linksherzinsuffizienz bei dekompensierter arterieller Hypertonie angesehen werden.

Ein positiver Effekt einer Dauerinfusion mit Nifedipin ist auch bei Patienten mit akutem Myokardinfarkt und gleichzeitig erhöhtem peripheren Widerstand zu erwarten.

Ob diese Applikationsform auch im Rahmen der perkutanen transluminalen Koronarangioplastie sinnvoll ist, ist Gegenstand von laufenden Untersuchungen.

Wirkungen von intravenösem Nifedipin auf die Hämodynamik und die linksventrikuläre Kontraktilität bei koronarchirurgischen Patienten im Wachzustand und während Halothananästhesie *

U. Schulte-Sasse und J. Tarnow

Einleitung

Kalziumantagonisten sind inzwischen ein fester Bestandteil der medikamentösen Therapie bestimmter Formen der koronaren Herzkrankheit (KHK) [1, 2]. Auch intraoperativ können sich bei Patienten mit KHK Indikationen für den Einsatz von Kalziumantagonisten ergeben (z. B. Tachyarrhythmie, Hypertension, Myokardischämie) [5]. Kalziumantagonisten wirken negativ inotrop. Eine klinisch ins Gewicht fallende direkte Beeinträchtigung der Pumpfunktion des Herzens ist besonders dann nicht auszuschließen, wenn diese Substanzen in Gegenwart von Inhalationsanästhetika mit ebenfalls myokarddepressiven Eigenschaften angewendet werden und wenn die Patienten unter einer chronischen Therapie mit β-Rezeptorenblockern stehen [6]. Kalziumantagonisten sind außerdem Vasodilatatoren. Die resultierende Abnahme des arteriellen Druckes führt reflektorisch zu einer Aktivierung des Sympathikus, die der Gefäßerweiterung und auch der Myokarddepression entgegen wirkt [3]. Barorezeptorenreflexe werden durch Inhalationsanästhetika gehemmt [7]. Durch diese Anästhesie-bedingte „autonome Dysregulation" muß mit einer weiteren (sekundären) zu Myokarddepression und Hypotension führenden Interaktion zwischen Kalziumantagonisten und Inhalationsanästhetika gerechnet werden. Eine Hemmung sympathisch-reflektorischer Kompensationsmechanismen kann durch eine vorbestehende Medikation mit β-Rezeptorenblockern noch verstärkt werden [4].

Ziel dieser Untersuchung war es, an Patienten den Einfluß von Nifedipin bei parenteraler Anwendung auf die allgemeine Hämodynamik und die myokardiale Kontraktilität zu erfassen. Zum Untersuchungszeitpunkt fehlten Untersuchungen an Patienten, die eine Aussage über den Einfluß von Nifedipin auf die myokardiale Kontraktilität unter Anästhesiebedingungen zulassen.

Methodik

Wir haben daher bei insgesamt 16 mit β-Rezeptorenblockern vorbehandelten koronarchirurgischen Patienten, die zum Zeitpunkt der diagnostischen Herzkathe-

* Institut für Anaesthesiologie, Klinikum Charlottenburg der Freien Universität Berlin, Spandauer Damm 130, 1000 Berlin 19
Teilergebnisse der Untersuchung wurden bereits publiziert in: Thorac Cardiovasc Surgeon 31:261–265 (1983)

teruntersuchung eine normale linksventrikuläre Funktion in Ruhe aufwiesen (linksventrikulärer Füllungsdruck < 14 mm Hg, Auswurffraktion $> 0,5$), den Einfluß von intravenös appliziertem Nifedipin auf die allgemeine Hämodynamik und myokardiale Kontraktilität untersucht. Innerhalb von 5 min erhielten die Patienten 5 µg/kg (1 µg/kg·min) Nifedipin infundiert. Für die folgenden 5 min wurde dann die Infusionsgeschwindigkeit halbiert (0,5 µg/kg·min). Die applizierte Gesamtdosis betrug 7,5 µg/kg in 10 min. Um die Wirkungen von Nifedipin und Halothan getrennt erfassen und das Ausmaß der Interaktion beider Pharmaka beurteilen zu können, wurde in randomisierter Folge 8 Patienten vor Anästhesieeinleitung und 8 Patienten im steady state einer Halothananästhesie Nifedipin infundiert.

Folgende allgemeine Kreislaufgrößen wurden erfaßt: Herzfrequenz (EKG), arterieller Druck, zentraler Venendruck, Pulmonalarteriendruck und Herzzeitvolumen. Zur Beurteilung der myokardialen Kontraktilität wurden ein Mikrokathetertipmanometer unter Röntgenkontrolle in den linken Ventrikel vorgeschoben und neben dem enddiastolischen Druck (LVEDP) auch die Druckanstiegsgeschwindigkeit (LV dP/dt) gemessen. Kontrollmessungen wurden beim wachen Patienten sowie im steady state der Anästhesie (endexspiratorische Halothankonzentration: 0,375% in Sauerstoff) vorgenommen, eine weitere Bestimmung hämodynamischer Parameter erfolgte jeweils 10 min nach Beginn der Nifedipininfusion. Mit den Untersuchungen wurde erst begonnen, nachdem das Vorhaben dem Ethik-Komitee des Klinikums Charlottenburg der Freien Universität Berlin zur Begutachtung vorgelegen hatte und ein zustimmendes Votum eingeholt worden war. Die Patienten gaben nach ausführlicher Aufklärung am Tag vor der Operation ihr schriftliches Einverständnis zu der Untersuchung.

Ergebnisse und Diskussion

Eine Zusammenfassung der wichtigsten hämodynamischen Befunde nach Nifedipininfusion gibt Tabelle 1 wieder. Die Untersuchung zeigt, daß 7,5 µg/kg Nifedipin als Kurzinfusion über 10 min bei koronarchirurgischen Patienten, die bis zum Operationstag mit β-Rezeptorenblockern in niedriger bis mittlerer Dosierung vorbehandelt waren, zu keiner Beeinträchtigung der globalen linksventrikulären Kontraktilität führen. LV dP/dt$_{max}$ blieb nahezu unbeeinflußt (Abb. 1 u. 2) desgleichen der enddiastolische Druck im linken Ventrikel (Abb. 3). Hämodynamisch im Vordergrund stand eine deutliche Abnahme des systemischen Gefäßwiderstandes, die mit einer – zum Teil allerdings frequenzbedingten – höheren Pumpleistung des Herzens einherging. Der bei unseren mit β-Rezeptorenblockern vorbehandelten Patienten im Wachzustand zu beobachtende leichte, statistisch jedoch zu sichernde Anstieg der Herzfrequenz (Abb. 4) spricht für eine weitgehend intakte autonome Gegenregulation, die möglicherweise dazu beigetragen hat, daß eine Demaskierung intrinsischer negativ inotroper Wirkungen von Nifedipin ausgeblieben ist.

Im steady state einer Halothananästhesie ließen sich während der zusätzlichen Infusion von Nifedipin Wirkungsunterschiede im Vergleich zu den bei wachen Patienten erhobenen Befunden nachweisen, die zwar insgesamt gesehen nicht sehr

Tabelle 1. Hämodynamische Wirkungen ($\bar{x} \pm S_{\bar{x}}$) von Nifedipin (7,5 µg/kg in 10 min) bei koronarchirurgischen Patienten im Wachzustand (n = 8) sowie während einer Halothananästhesie (n = 8)

| | Kontrolle | Nifedipin | wach | Halothan | |
				Kontrolle	Nifedipin
Herzfrequenz (b/min)	64 ± 2	68 ± 3[a]	61 ± 2	57 ± 1[b]	57 ± 1
Arterieller Mitteldruck (mm Hg)	98 ± 5	92 ± 4[a]	97 ± 8	67 ± 3[b]	61 ± 3[a]
Herzindex (l/min · m^2)	2,72± 0.11	3,01± 0,09[a]	2,92± 0,17	2,12± 0,14[b]	2,19± 0,14
Systemkreislaufwiderstand (dyn · s · cm^{-5})	1424 ±141	1183 ± 93[a]	1406 ±123	1349 ±145	1157 ±108[a]
Maximale linksventrikuläre Druckanstiegsgeschwindigkeit (mm Hg/s)	1375 ±134	1350 ±117	1425 ± 83	850 ± 63[b]	750 ± 58[a]
Linksventrikulärer enddiastolischer Druck mm Hg	8 ± 1	9 ± 1	10 ± 2	8 ± 1	8 ± 1

[a] $2\alpha \leq 0,05$ (Nifedipin vs. Kontrolle; Wilcoxon-Test für Paardifferenzen)

[b] $2\alpha \leq 0,05$ (Halothan vs. wach; Wilcoxon-Test für Paardifferenzen)

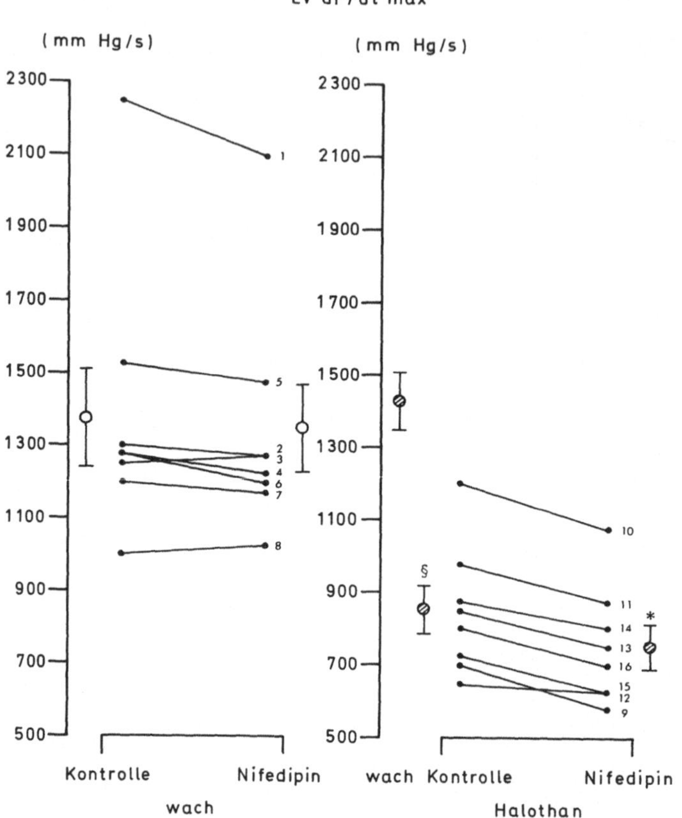

Abb. 1. Der Einfluß einer Nifedipininfusion (7,5 µg/kg in 10 min) auf die maximale linksventrikuläre Druckanstiegsgeschwindigkeit (LV dP/dt$_{max}$) bei koronarchirurgischen Patienten im Wachzustand (offene Kreise, n = 8) und im steady state einer Halothananästhesie (schraffierte Kreise, n = 8). Die endexspiratorische Halothankonzentration betrug zu diesem Zeitpunkt 0,375% in Sauerstoff. Dargestellt sind die Mittelwerte (± s$_{\bar{x}}$) vor (Kontrolle) und während der Nifedipininfusion (Nifedipin) sowie der Mittelwert (± s$_{\bar{x}}$) vor Einleitung der Anästhesie (wach). Außerdem sind die individuellen Nifedipineffekte bei allen Patienten wiedergegeben. *$2\alpha \leqq 0,05$ Nifedipin vs. Kontrolle; Wilcoxon-Test für Paardifferenzen §$2\alpha \leqq 0,05$ Halothan vs. wach; Wilcoxon-Test für Paardifferenzen

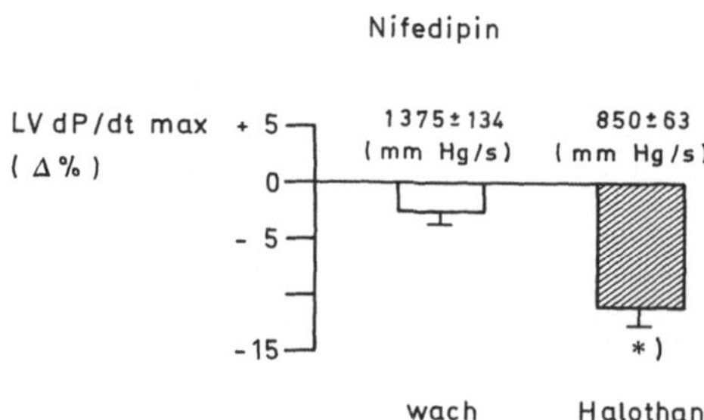

Abb. 2. Vergleich der prozentualen Änderungen (bezogen auf den jeweils angegebenen Ausgangswert) der Kontraktilitätsgröße LV dP/dt$_{max}$ unter Nifedipin bei koronarchirurgischen Patienten im Wachzustand sowie unter den Bedingungen einer Halothananästhesie (jeweils n = 8; Mittelwerte ± s$_{\bar{x}}$). *)$2\alpha \leqq 0,05$ Gruppe „wach-Nifedipin" vs. Gruppe „Halothan-Nifedipin"; unpaariger Wilcoxon-Test

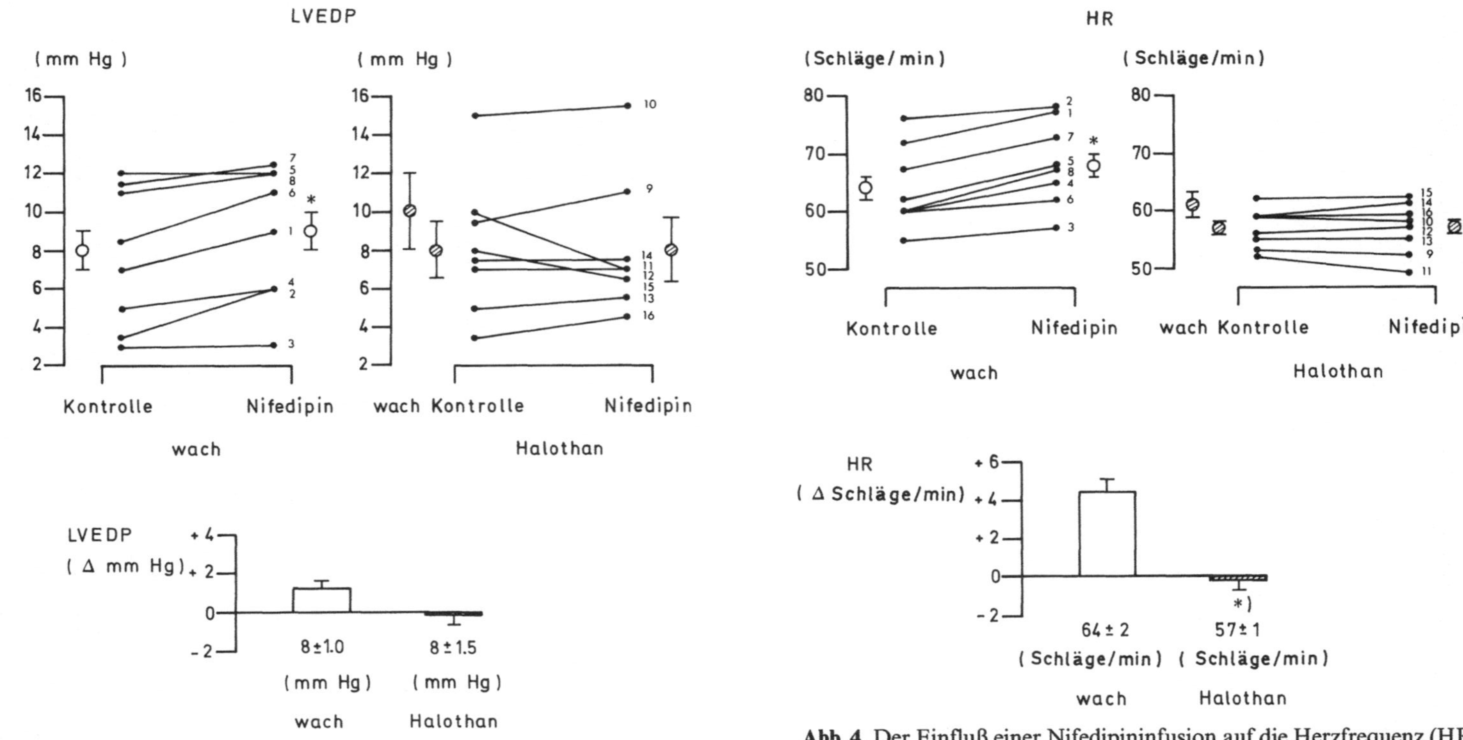

Abb. 3. Der Einfluß einer Nifedipininfusion auf den linksventrikulären enddiastolischen Druck (LVEDP) bei koronarchirurgischen Patienten im Wachzustand und im steady state einer Halothananästhesie.

Darstellung und Symbole wie in Abb. 1. Im unteren Teil der Abbildung sind die Änderungen des LVEDP unter Nifedipin (bezogen auf den jeweiligen Ausgangswert) im Wachzustand und unter den Bedingungen einer Halothananästhesie gegenübergestellt (jeweils n = 8; Mittelwerte $\pm$ s$_{\bar{x}}$)

Abb. 4. Der Einfluß einer Nifedipininfusion auf die Herzfrequenz (HR) bei koronarchirurgischen Patienten im Wachzustand und im steady state einer Halothananästhesie.

Darstellung und Symbole wie in Abb. 1. Im unteren Teil der Abbildung sind die Änderungen der Herzfrequenz unter Nifedipin (bezogen auf den jeweiligen Ausgangswert) im Wachzustand und unter den Bedingungen einer Halothananästhesie gegenübergestellt (jeweils n = 8; Mittelwerte $\pm$ s$_{\bar{x}}$). *)$2\alpha \leqq 0{,}05$ Gruppe „wach-Nifedipin" vs. Gruppe „Halothan-Nifedipin"; unpaariger Wilcoxon-Test

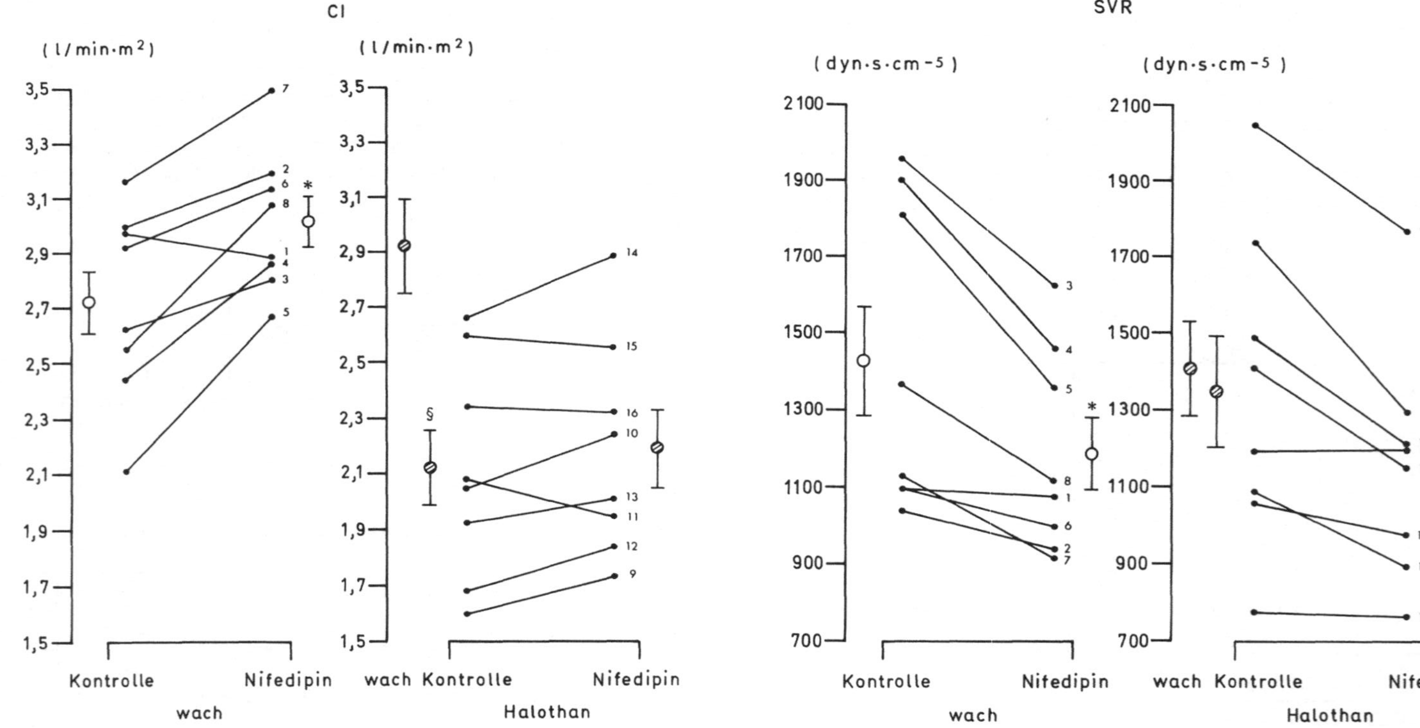

Abb. 5. Der Einfluß einer Nifedipininfusion auf den Herzindex (CI) bei koronarchirurgischen Patienten im Wachzustand und im steady state einer Halothananästhesie. Darstellung und Symbole wie in Abb. 1

Abb. 6. Der Einfluß einer Nifedipininfusion auf den Systemkreislaufwiderstand (SVR) bei koronarchirurgischen Patienten im Wachzustand und im steady state einer Halothananästhesie. Darstellung und Symbole wie in Abb. 1

ausgeprägt waren, jedoch Einblicke in die Mechanismen der Interaktion von Halothan und Kalziumantagonisten erlauben. Im Unterschied zu den Nifedipinwirkungen im Wachzustand ließ sich unter Anästhesiebedingungen eine statistisch signifikante Abnahme von dP/dt_{max} nachweisen. Hieraus kann gefolgert werden, daß Halothan die bei wachen Patienten nicht sichtbaren negativ inotropen Wirkungen von Nifedipin demaskiert. Aus dem Befund, daß unter den hier gegebenen Anästhesiebedingungen ein Anstieg der Herzfrequenz (Abb. 4) und des Herzindex (Abb. 5) bei einer vergleichbaren Abnahme von systemischem Gefäßwiderstand (Abb. 6) und arteriellem Druck (Abb. 7) ausblieb, kann weiterhin auf eine halothanbedingte Hemmung sympathoadrenerger Reflexmechanismen als Ursache für die beschriebenen Wirkungsunterschiede von Nifedipin geschlossen werden.

Die Myokarddepression durch die Infusion von Nifedipin während Halothananästhesie hatte bei unseren Patienten, die eine normale linksventrikuläre Funktion in Ruhe aufwiesen und mit β-Rezeptorenblockern in niedriger Dosis

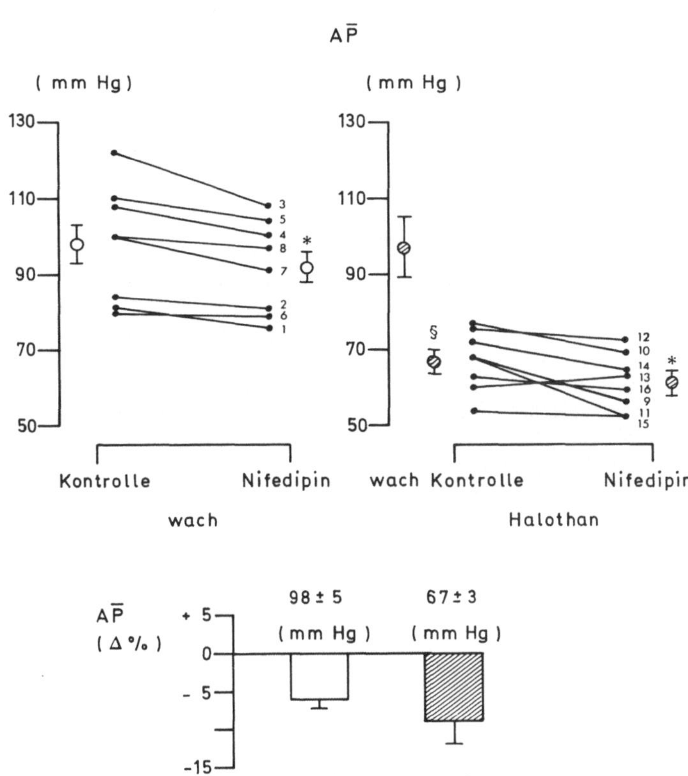

Abb. 7. Der Einfluß einer Nifedipininfusion auf den arteriellen Mitteldruck (A$\bar{\text{P}}$) bei koronarchirurgischen Patienten im Wachzustand und im steady state einer Halothananästhesie.
Darstellung und Symbole wie in Abb. 1. Im unteren Teil der Abbildung sind die prozentualen Änderungen (bezogen auf den jeweils angegebenen Ausgangswert) des arteriellen Mitteldruckes unter Nifedipin bei koronarchirurgischen Patienten im Wachzustand sowie unter den Bedingungen einer Halothananästhesie gegenübergestellt (jeweils n = 8; Mittelwerte $\pm$ s$_{\bar{x}}$)

vorbehandelt waren, ebenfalls keine klinische Bedeutung. Die Hauptwirkung des Nifedipin bestand bei beiden Patientengruppen in einer systemischen Vasodilatation. Da das Herzzeitvolumen gleichzeitig leicht anstieg, war die resultierende Abnahme des arteriellen Blutdruckes nicht sehr ausgeprägt und im Hinblick auf die Energiebilanz des Herzens bei wachen Patienten eher als günstig anzusehen. Dagegen kann unter Anästhesiebedingungen mit schon deutlich erniedrigtem arteriellen Druck eine durch Nifedipin verursachte zusätzliche Drucksenkung dann Bedeutung erlangen, wenn der koronare Perfusionsdruck stärker abnimmt als der myokardiale Sauerstoffbedarf. Die Entscheidung, in welcher Dosierung Nifedipin bei gegebener Indikation appliziert werden kann, muß daher vor allem von der hämodynamischen individuellen Ausgangssituation abhängig gemacht werden und sollte immer eine engmaschige Kreislaufüberwachung zur Voraussetzung haben.

Literatur

1. Braunwald E (1982) Mechanism of action of calcium-channel-blocking agents. New Engl J Med 307:1618–1627
2. Maseri A, Parodi O, Fox KM (1983) Rational approach to the medical therapy of angina pectoris: The role of calcium antagonists. Progr Cardiovasc Dis 25:269–278
3. Nakaya H, Schwartz A, Millard RW (1982) Reflex chronotropic and inotropic effects of calcium blocking agents in conscious dogs: Diltiazem, verapamil and nifedipine compared. Fed Proc 41:1688
4. Oesterle SN, Schroeder JS (1982) Calcium-entry blockade, beta-adrenergic blockade and the reflex control of circulation. Circulation 65:669–670
5. Reves JG, Kissin I, Lell WA, Tosone SR (1982) Calcium entry blockers: Uses and implications for anesthesiologists. Anesthesiology 57:504–518
6. Schulte-Sasse U, Hess W, Markschies-Hornung A, Tarnow J (1984) Combined effects of halothane anesthesia and verapamil on systemic hemodynamics and left ventricular myocardial contractility in patients with ischemic heart disease. Anesth Analg 63:791–798
7. Seagard JL, Hopp FA, Bosnjak ZJ, Elegbe EO, Kampine JP (1983) Extent and mechanism of halothane sensitization of the carotid sinus baroreceptors. Anesthesiology 58:432–437

Wirkung von Nifedipin bei hypertrophisch obstruktiver Kardiomyopathie

P. Schanzenbächer [1]

Einleitung

Die hypertrophische Kardiomyopathie ist eine seltene Erkrankung mit ungeklärter Ätiologie, für die eine kausale Therapie bisher unbekannt ist. Neben familiären Formen kommen auch sporadische Manifestationen vor. Das männliche Geschlecht scheint etwa doppelt so häufig betroffen wie das weibliche [3].

Pathologisch-anatomisch findet sich eine meist auf das Ventrikelseptum beschränkte, isolierte Myokardhypertrophie, die durch ein bizarres Muster von wirr angeordneten Muskelfasern gekennzeichnet ist. Je nach Lokalisation dieser hypertrophen Muskelmasse im Septum kann diese zu einer subaortalen Obstruktion der Ausflußbahn führen – man spricht dann von der obstruktiven Form der hypertrophen Kardiomyopathie. Bei Lokalisation der Verdickung im mehr apikalen Teil des Septums resultiert eine Form, die als nichtobstruktive oder asymmetrische Septumhypertrophie bezeichnet wird.

Seit den 60er Jahren beherrschten die Betarezeptorenblocker das konservative Therapiekonzept. Invasive Studien hatten eine günstige Beeinflussung der linksventrikulären Ausflußbahnobstruktion in Form einer Reduktion des systolischen intraventrikulären Druckgradienten nachgewiesen [2]. Heute weiß man allerdings, daß die Langzeittherapie mit Betablockern die Progression der Grunderkrankung nicht aufhalten kann und schwere Rhythmusstörungen und Mortalität sich nicht beeinflussen lassen [6]. Die klinische Erfahrung zeigt allerdings, daß die hochdosierte Gabe von Betarezeptorenblockern bei einem Großteil der Patienten zumindest initial eine Besserung der klinischen Symptomatik bewirkt. Manche Zentren erachten das Vorliegen einer deutlichen Obstruktion des Ausflußtraktes mit einem Druckgradienten zwischen linkem Ventrikel und Aorta von über 50 mm Hg in Ruhe als Indikation zur Durchführung einer chirurgischen Myektomie eventuell in Kombination mit einem Mitralklappenersatz [5].

Ausgehend von tierexperimentellen Beobachtungen fand Mitte der 70er Jahre der Kalziumantagonist Verapamil Eingang in die Therapie. Die mit einer erhöhten myokardialen Kalziumaufnahme einhergehende, hereditäre, kardiale Hypertrophie des syrischen Goldhamsters bildete sich unter Verapamil deutlich zurück [9]. Obwohl kein Anhalt dafür besteht, daß es sich bei der hereditären Kardiomyopathie des syrischen Hamsters um die gleiche Erkrankung wie am Menschen

---

1 Medizinische Klinik, Josef-Schneider-Straße 2, 8700 Würzburg

Mit Unterstützung durch die Deutsche Forschungsgemeinschaft (Scha 291/3–3)

handelt, liegt die Möglichkeit nahe, daß der hyperdyname Kontraktionszustand des linken Ventrikels bei der hypertrophen Kardiomyopathie durch eine myokardiale Kalziumüberladung verursacht wird.

Kaltenbach et al. [4] berichteten 1976 erstmals über günstige Resultate bei der Behandlung der hypertrophen Kardiomyopathie mit Kalziumantagonisten. Sie fanden eine Verminderung der Linksherzhypertrophiezeichen im EKG mit einer Abnahme der Herzgröße im Röntgenbild des Thorax unter Verapamiltherapie. Unter Langzeittherapie konnten die Autoren dann 1979 bei einigen Patienten eine Abnahme der angiographisch bestimmten Muskelmasse und des Koronararteriendurchmessers nachweisen. Ähnlich günstige Ergebnisse wurden von anderen Arbeitsgruppen berichtet, die vor allem auf eine Zunahme der Belastungstoleranz und Minderung der subjektiven Symptome hinwiesen [5, 11]. Die anfänglich mitgeteilte Regression der echokardiographisch bestimmten Septumdicke ließ sich unter der Langzeittherapie allerdings nicht verifizieren, was darauf hindeutet, daß der langsam progrediente natürliche Verlauf der Krankheit durch Verapamil nicht wesentlich beeinflußt wird.

Obwohl Nifedipin, der zweite wichtige Vertreter der Gruppe der Kalziumantagonisten, gegenüber dem Verapamil eine bessere orale Verfügbarkeit und eine fehlende negative Beeinflussung der AV-Überleitungszeit aufweist, hat die Substanz bei der hypertrophen Kardiomyopathie keine stärkere, systematische Beachtung gefunden. Dies erklärt sich daraus, daß die am isolierten Papillarmuskel und am isoliert perfundierten Hundeherzen ausgeprägt negativ inotrope Wirkung von Nifedipin bei systemischer Applikation bei Patienten nicht nachweisbar ist. Durch die relaxierende Wirkung auf die glatte Gefäßmuskulatur kommt es infolge peripherer Vasodilatation zum arteriellen Druckabfall, gefolgt von einer Tachykardie infolge reflektorischer Aktivierung des sympathischen Nervensystems. Diese sympathische Gegenregulation kann sogar eine Kontraktilitätssteigerung bewirken [13]. Die Akutwirkung von Nifedipin bei hypertropher Kardiomyopathie war somit zunächst ungewiß und es bestand die Befürchtung, daß infolge des starken peripheren Effektes eine Zunahme der Ausflußbahnobstruktion ausgelöst werden kann.

Methodik

Untersucht wurden fünf Männer und eine Frau im Alter zwischen 16 und 62 Jahren (Mittel 40 $\pm$ 2 Jahre) zum Zeitpunkt der diagnostischen Rechts- und Linksherzkatheterisierung. Alle Patienten hatten nach Aufklärung ihr schriftliches Einverständnis zur Untersuchung gegeben. Vier Patienten klagen über Belastungsdyspnoe, fünf über Angina pectoris. Ein Patient war beschwerdefrei.

Echokardiographisch lagen bei allen Patienten die klassischen Kriterien der hypertrophischen Kardiomyopathie vor: Septumdicke 31 $\pm$ 4,5 mm (Bereich 25–36 mm), Hinterwanddicke des linken Ventrikels 13 $\pm$ 3,9 mm (8–17 mm), Verhältnis von interventrikulärem Septum zur Hinterwand 2,5 $\pm$ 0,6 (1,8–3,1), linksventrikulärer enddiastolischer Durchmesser 36 $\pm$ 3,5 mm (32–40 mm), linksventrikulärer endsystolischer Durchmesser 24 $\pm$ 3,5 mm (22–28 mm), Verkürzungsfraktion 34 ± 5,4% (30–42%), linker Vorhof 44 ± 3,9 mm (39–48 mm). Bei fünf Patienten wurde eine systolische Anteriorbewegung des vorderen Mitralsegels registriert. Bei einem Patienten zeigte sich intermittierend ein mesosystolischer, partieller Schluß der Aortenklappe.

Die Herzkatheteruntersuchung wurde im nüchternen Zustand und ohne Prämedikation durchgeführt. Bisher eingenommene Medikamente wurden 48 Stunden vor der Untersuchung abgesetzt. Die Rechtsherzkatheterisierung erfolgte über die rechte V. femoralis mit einem Swan-Ganz-Ballonkatheter. Eine rechtsventrikuläre Obstruktion konnte bei keinem Patienten nachgewiesen werden. Das Herzminutenvolumen wurde mit der Thermodilutionsmethode gemessen. Von der linken V. basilica wurde ein F6-Goodale-Lubin-Katheter in den Sinus coronarius vorgeschoben. Die Sondierung des linken Ventrikels erfolgte retrograd über die rechte A. femoralis mit einem F8-Pigtail-Katheter (endständige Öffnung, multiple Seitenlöcher). Ein F5-Gensini-Katheter wurde ebenfalls über die rechte A. femoralis in die Aorta ascendens zur simultanen Druckmessung zwischen linker Herzkammer und Aorta vorgeschoben.

Nach Messung der Ruhedruckwerte wurden 3 mg Nifedipin kontinuierlich über vier Minuten mittels einer Infusionspumpe (Braun, Melsungen) intravenös infundiert. Herzfrequenz und mittlerer Aortendruck sowie der Druck in der linken Herzkammer wurden fortlaufend registriert. Die Messungen erfolgten prozeßrechnergesteuert mit einer Siecor-Anlage (Siemens). Aus dem Sinus coronarius wurden in einminütigen Abständen Blutproben entnommen und mittels eines AO-Oximeters (American Optical) auf ihre Sauerstoffsättigung hin analysiert. Die biplane Angiographie der linken Herzkammer und die selektive Koronarangiographie erfolgten am Ende der Untersuchung. Eine stenosierende Herzkranzgefäßerkrankung konnte bei allen Patienten ausgeschlossen werden. Die Ventrikulographie ergab bei allen Patienten eine begleitende Mitralinsuffizienz.

Ergebnisse und Diskussion

Während der Nifidipininfusion kam es bei allen Patienten zu dem erwarteten Abfall des arteriellen Mitteldruckes. Der Druck fiel von 100 mm Hg im Mittel auf 85 mm Hg nach Beendigung der Infusion ab. Der Druckabfall war von einem ebenfalls zu erwartenden deutlichen Anstieg der Herzfrequenz gefolgt, wobei die Frequenz im Mittel von 70 auf 93 Schläge pro Minute anstieg. Der Herzindex stieg von 3,0 auf 3,8 l/min·m^2 Körperoberfläche. Da der Schlagvolumenindex geringfügig abnahm, ist der Anstieg des Herzindex ausschließlich durch die Frequenzsteigerung bedingt. Die Ergebnisse sind zusammenfassend in Abb. 1 dargestellt.

Bei 3 der 6 untersuchten Patienten war unter Ruhebedingungen ein signifikanter Gradient zwischen linkem Ventrikel und Aorta nachweisbar. Unter der Nifedipininfusion kam es zu einer Abnahme des Druckgradienten bei allen 3 Patienten. Bei 1 Patienten ohne Ruhegradient entwickelte sich ein geringer Gradient von 15 mm Hg unter der Nifedipininfusion (Abb. 2). Dieser Patient zeigte allerdings bei der echokardiographischen Untersuchung vor der Katheteruntersuchung in-

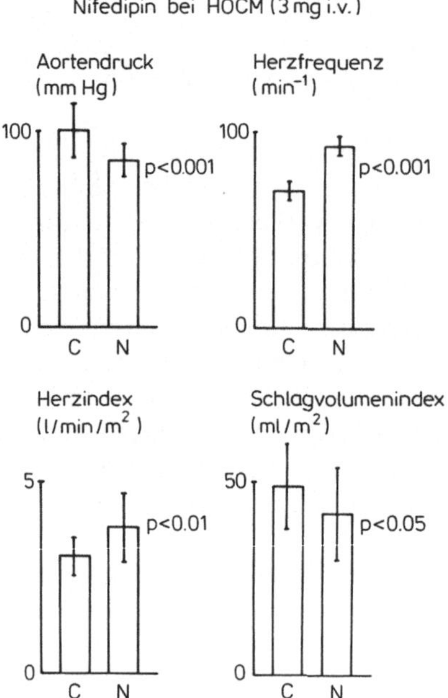

Abb. 1. Mittlerer Aortendruck, Herzfrequenz, Herzindex und Schlagvolumenindex unter Kontrollbedingungen (C) und nach der intravenösen Injektion von 3 mg Nifedipin (N) bei 6 Patienten mit hypertropher Kardiomyopathie (HOCM)

Abb. 2. Systolischer Druckgradient zwischen linkem Ventrikel und Aorta unter Ruhebedingungen (R) und nach der intravenösen Infusion von 3 mg Nifedipin (N)

termittierend einen frühzeitigen Schluß der Aortenklappe, was auf ein wechselhaftes Auftreten einer Ausflußbahnobstruktion schließen ließ. Es ist somit ungewiß, ob das Auftreten des Druckgradienten mit der Nifedipininfusion ursächlich zusammenhängt oder hiervon unabhängig ist.

Ähnliche Befunde wurden von Landmark et al. [7] publiziert. Sie fanden nach der sublingualen Gabe von 20 mg Nifedipin eine Abnahme des intraventrikulären Druckgradienten bei 5 von 6 Patienten. Bei einem Patienten kam es zur Zunahme des Druckgradienten zwischen linkem Ventrikel und Aorta. Die zusätzliche Gabe von Propranolol führte zu einer weiteren Abnahme des Druckgradienten.

Bei allen von uns untersuchten Patienten kam es zu einem geringfügigen Anstieg des linksventrikulären enddiastolischen Druckes unmittelbar nach der Nifedipininfusion (von 14 ± 3 auf 18 ± 6 mm Hg im Mittel, $p < 0,02$). Rosing et al. [11] beobachteten nach Verapamilgabe bei einem Teil der Patienten ebenfalls einen Anstieg des enddiastolischen Druckes. Die Zunahme des linksventrikulären enddiastolischen Druckes war allerdings nur bei den Patienten stark ausgeprägt, die primär einen niedrigen enddiastolischen Druck aufwiesen.

Landmark et al. [7] machten eine ähnliche Beobachtung. 4 von 6 Patienten zeigten einen Anstieg des linksventrikulären enddiastolischen Druckes nach 20 mg Nifedipin, während es bei 1 Patienten zu einer deutlichen Druckabnahme des initial sehr hohen diastolischen Druckes kam.

Die Ursache des enddiastolischen Druckanstiegs ist unklar. Es ist spekulativ, diese enddiastolische Drucksteigerung als Ausdruck einer negativ inotropen Wirkung zu interpretieren. Dazu wären simultane Volumenmessungen notwendig gewesen mit dem Nachweis einer Zunahme des enddiastolischen Volumens bei gleichzeitigem Anstieg des enddiastolischen Druckes. Ergänzend kann erwähnt werden, daß Daly et al. [1] eine Abnahme der Kontraktilitätindizes unter Nifedipingabe bei Patienten mit hypertropher Kardiomyopathie nachgewiesen haben.

Die koronardilatierende Wirkung von Nifedipin ist auch bei Patienten mit hypertropher Kardiomyopathie nachweisbar. Die Sauerstoffsättigung im Sinus coronarius stieg unter der Nifedipininfusion deutlich an (Abb. 3). Der temporäre Anstieg der O_2-Sättigung ist Ausdruck einer passageren Luxusperfusion, wohl überwiegend durch Dilatation der intramuralen Widerstandsgefäße. Etwa 4 Minuten nach Beendigung der Infusion kehrten die Sättigungswerte wieder zu ihrem Ausgangsniveau zurück. Von Untersuchungen an Patienten mit koronarer Herzerkrankung wissen wir allerdings, daß die relaxierende Wirkung an den epikar-

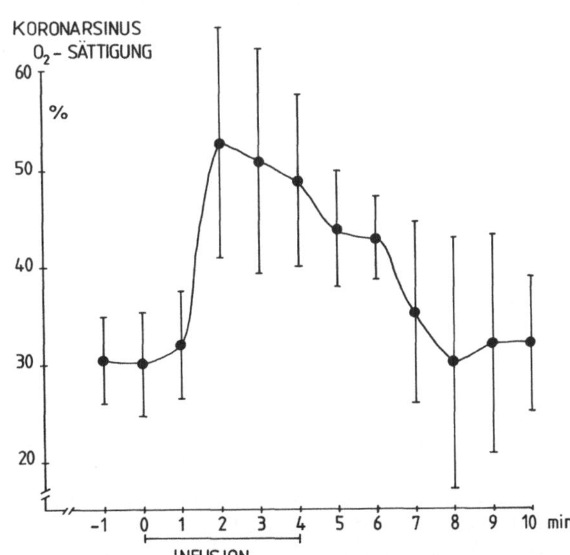

Abb. 3. Verhalten der Sauerstoffsättigung im sinus coronarius vor, während und nach der intravenösen Infusion von 3 mg Nifedipin

dialen Leitungsgefäßen länger anhält als die Wirkung an den intramuralen Widerstandsgefäßen [14].

Die koronararterielle Wirkung von Nifedipin ist durchaus wünschenswert bei Patienten mit hypertroph obstruktiver Kardiomyopathie, da immer wieder transmurale Infarkte bei normalen Koronararterien beobachtet werden [10]. Ätiologisch wird hierbei das Auftreten von Koronarspasmen diskutiert.

Ergänzend kann an dieser Stelle erwähnt werden, daß Daly et al. [1] bei 5 Patienten während schneller Vorhofstimulation eine Laktatproduktion als Ausdruck einer Myokardischämie beobachteten, die nach Nifedipingabe nicht mehr nachweisbar war.

Bei Patienten mit hypertroph obstruktiver Kardiomyopathie liegt zusätzlich zur systolischen Funktionsstörung im Sinne eines hyperdynamen Kontraktionszustandes gleichzeitig eine Veränderung der diastolischen Druckvolumenbeziehung infolge einer erhöhten Ventrikelsteifigkeit vor. Lorell et al. [8] berichteten erstmals über eine günstige Beeinflussung des diastolischen Druckverlaufes unter Kalziumantagonisten. Bei einem Patienten mit hypertroph nichtobstruktiver Kardiomyopathie ließ sich eine Normalisierung der pathologisch veränderten diastolischen Druckkurve nach Gabe von 20 mg Nifedipin beobachten.

Krayenbühl et al. [5] untersuchten das Relaxationsverhalten des linken Ventrikels bei 15 Patienten mit hypertroph nichtobstruktiver Kardiomyopathie unter Nifedipingabe. Die linksventrikulären Relaxationsparameter wurden echokardiographisch 1 Stunde nach Gabe von 10 mg per os ermittelt. Es kam zur signifikanten Abnahme der isovolumetrischen Relaxationszeit und zu einer Zunahme der maximalen Faserverlängerungsgeschwindigkeit und der prozentualen Durchmesserzunahme während der raschen Füllungsphase. Nifedipin bewirkte somit eine deutliche Verschiebung des Verhältnisses von rascher zu langsamer Füllung in dem Sinne, daß es zu einer stärkeren Ventrikelfüllung in der raschen Füllungsphase kommt. Nifedipin dürfte sich aufgrund dieser Ergebnisse zur Behandlung

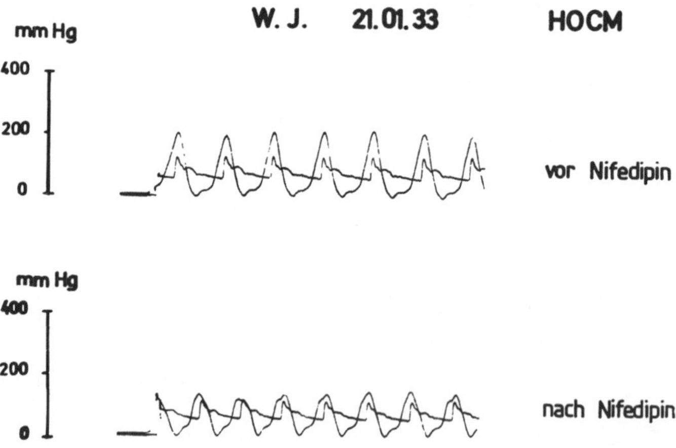

Abb. 4. Repräsentative Druckkurven im linken Ventrikel und der Aorta bei einem Patienten mit signifikanter Ausflußbahnobstruktion. Deutliche Reduktion des systolischen Druckgradienten nach der Infusion von 3 mg Nifedipin

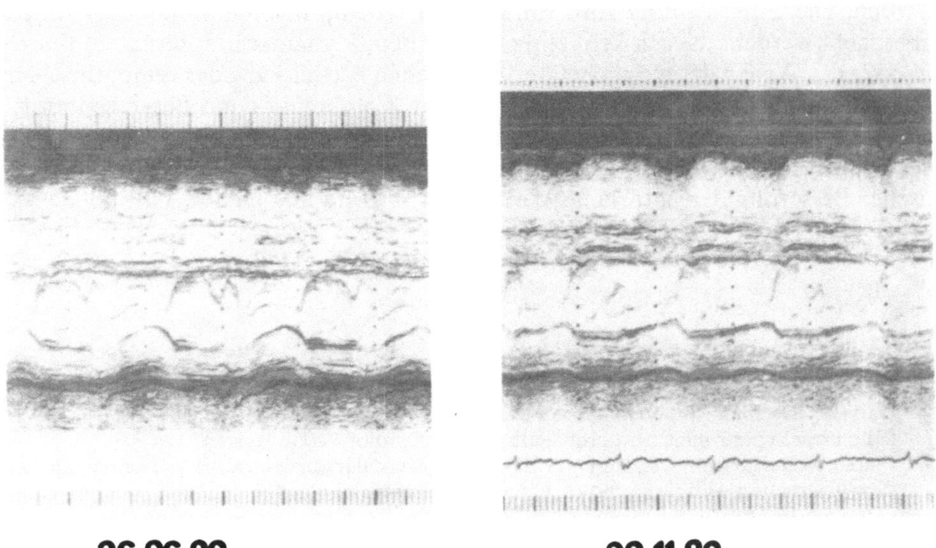

Abb. 5. Echokardiogramm vor und knapp 5 Monate nach Therapie mit täglich 40 mg Nifedipin in Kombination mit 200 mg Atenolol. Besprechung im Text

der Dehnbarkeitsstörung bei Patienten mit hypertroph nichtobstruktiver Kardiomyopathie eignen.

Bisher liegen noch keine Langzeitergebnisse zur Behandlung der hypertrophen Kardiomyopathie mit Nifedipin vor. Wir können dazu nur kasuistisch beitragen. Abbildung 4 zeigt die Originalregistrierung der Druckkurve im linken Ventrikel und der Aorta bei einem Patienten mit intraventrikulärem Druckgradienten von 81 mm Hg unter Ruhebedingungen. Nach der Nifedipininfusion kam es zu einer Reduktion des systolischen Druckgradienten auf 32 mm Hg. Im Anschluß an die Akutwirkung wurde der Patient mit 40 mg Nifedipin pro Tag in Kombination mit 200 mg Atenolol behandelt. Unter dieser Therapie kam es zur symptomatischen Besserung. Im Echokardiogramm vor Therapiebeginn war eine deutliche systolische Anteriorbewegung des vorderen Mitralsegels nachweisbar als Ausdruck des intraventrikulären Druckgradienten. Bei der Kontrolluntersuchung nach 5 Monaten war dieses Phänomen nicht mehr nachweisbar, was auf eine anhaltende Reduktion des systolischen Gradienten schließen läßt (Abb. 5).

Zusammenfassung

Der Stellenwert des Kalziumantagonisten Nifedipin bei der Therapie der HOCM kann aufgrund fehlender Langzeitergebnisse momentan nicht sicher beurteilt werden. Die Entscheidung zum Einsatz von Nifedipin sollte immer individuell überdacht werden, da sich kein einheitliches hämodynamisches Verhalten findet [1, 5, 7, 12]. Wegen der möglichen reflektorischen Aktivierung des sympathischen Nervensystems durch Nifedipin bietet sich die Kombination mit Betarezeptorenblockern an. Aufgrund der bisherigen Erfahrungen mit Kalziumantagonisten in der Therapie der HOCM muß allerdings festgestellt werden, daß trotz symptomatischer Besserung der natürliche Verlauf der Erkrankung nicht beeinflußbar ist.

Literatur

1. Daly K, Bergmann K, Monaghan M, Richardson RJ, Jackson K, Jewitt BE (1982) Nifedipine in hypertrophic cardiomyopathy. Am J Cardiol 49:950 (abstr.)
2. Flamm MD, Harrison DC, Hancock EW (1968) Muscular aortic stenosis, prevention of outflow obstruction with propranolol. Circulation 38:846
3. Goodwin JF (1980) Hypertrophic cardiomyopathy: A disease in search of its own identity. Am J Cardiol 45:177
4. Kaltenbach M, Hopf R, Keller M (1976) Calziumantagonistische Therapie bei hypertrophisch-obstruktiver Kardiomyopathie. Dtsch Med Wochenschr 101:1284–1287
5. Krayenbühl HP, Hirzel HO, Hess OM, Senn M (1983) Behandlung der hypertrophen Kardiomyopathie mit Kalziumantagonisten. In: Fleckenstein A et al. (eds) New calcium antagonists. Recent developments and prospects. Fischer, Stuttgart, pp 199–210
6. Kuhn H, Loogen F (1978) Die Anwendung von Beta-Rezeptorenblockern bei hypertrophischer obstruktiver Kardiomyopathie. Internist (Berlin) 19:527
7. Landmark K, Sire S, Thanlow E, Amlie JP, Nitter-Hauge S (1982) Haemodynamic effects of nifedipine and propranolol in patients with hypertrophic obstructive cardiomyopathy. Br Heart J 48:19–26
8. Lorell WH, Paulus WJ, Krossmann W, Wynne J, Cohn PF, Braunwald E (1980) Improved diastolic function and systolic performance in hypertrophic cardiomyopathy after nifedipine. New Engl J Med 303:670–672
9. Lossnitzer K, Jahnke J, Hein B, Stauch M, Fleckenstein A (1975) Disturbed myocardial calcium metabolism: A possible pathogenetic factor in the hereditary cardiomyopathy of the Syrian hamster. In: Fleckenstein A, Dona G (eds) Recent advances in studies on cardiac structure and metabolism, vol 6. University Press, Baltimore, p 207
10. Maron BJ, Epstein SE, Roberts W (1979) Hypertrophic cardiomyopathy and transmural myocardial infarction without significant atherosclerosis of the extramural coronary arteries. Am J Cardiol 43:1086
11. Rosing DR, Epstein SE (1982) Verapamil in the treatment of hypertrophic cardiomyopathy. Am Intern Med 96:670–672
12. Schanzenbächer P, Schick KD, Kochsiek K (1982) Nifedipin bei hypertrophisch obstruktiver Kardiomyopathie. Dtsch Med Wochenschr 107:1842–1846
13. Schanzenbächer P, Liebau G, Deeg P, Kochsiek K (1983) Effect of intravenous and intracoronary nifedipine on coronary blood flow and myocardial oxygen consumption. Am J Cardiol 51:712–717
14. Schulz W, Kober C, Krauss C, Kaltenbach M (1981) Influence of intracoronary and intravenous nifedipine on diameters of coronary vessels and stenoses. In: Rafflenbeul W, Lichtlen PR, Balcon R (eds) Unstable angina pectoris. Thieme, Stuttgart, pp 259–265

Vergleich der Wirkung von intravenös und sublingual verabreichtem Nifedipin bei hypertoner Krise *

C. PFEIFFER, R. ERBEL, G. KREMER und J. MEYER

Einleitung

Bereits seit den Untersuchungen von Brittinger (1970) und Bender (1969) ist die Wirksamkeit von Calciumaantagonisten in der Hochdruckbehandlung bekannt [1, 3]. Frishman et al. [6] publizierten 1981, daß die sublinguale Gabe von zwei Kapseln Nifedipin (zu je 10 mg) den Blutdruck bei hypertonen Werten nachhaltig senken kann. In einzelnen Studien (8, 9, 11) konnte die effektive Blutdrucksenkung durch orales Nifedipin bei der hypertonen Krise gezeigt werden.

Ziel der vorliegenden Untersuchung war es, die Wirksamkeit von intravenös und sublingual verabreichtem Nifedipin beim krisenhaften Blutdruckanstieg zu vergleichen. Wir definierten einen krisenhaften Blutdruckanstieg bei einem systolischen Blutdruck von über 200 mg Hg und einem diastolischen Blutdruck von über 100 mm Hg.

Methodik

Untersucht wurden 30 Patienten, 26 Frauen und 4 Männer, im Alter von 40 bis 78 Jahren mit einem Durchschnittsalter von 68 Jahren. Die systolischen Blutdruckwerte lagen zwischen 200 und 260 mm Hg, die diastolischen Werte bis 120 mm Hg. 16 von 30 Patienten waren zum Zeitpunkt der Untersuchung ohne antihypertensive Therapie. 7 Patienten nahmen nur Betablocker ein, 4 Patienten Betablocker und Diuretika und 3 Patienten nahmen Kombinationen von Betablockern, Diuretika, Reserpin und Methyldopa (Tabelle 1).

Das Untersuchungsprotokoll beinhaltete eine klinische Untersuchung, EKG-Ableitung sowie die Messung der Herzfrequenz, des systolischen und diastoli-

Tabelle 1. Bisherige Behandlung des Patientenkollektivs

16 Patienten: ohne Hypertensiva
7 Patienten: nur mit β-Blocker
4 Patienten: β-Blocker + Diuretika
3 Patienten: β-Blocker + Diuretika + Reserpin + Methyldopa

---

* II. Medizinische Klinik und Poliklinik, Johannes Gutenberg-Universität, Mainz

Tabelle 2. Untersuchungsprotokoll des Patientenkollektivs

- Klinische Untersuchung
- EKG
- Herzfrequenz
- Blutdruck systolisch, diastolisch
- 2 Kontrollmessungen im Fünfminutenabstand, dann 20 mg Nifedipin sublingual
- dann alle 2 Minuten HF, RR syst., RR diast.

schen Blutdrucks, die in fünfminütigem Abstand zweimal wiederholt wurde. Alle Patienten erhielten anschließend 20 mg Nifedipin (Adalat®*) sublingual. Herzfrequenz und Blutdruck wurden in zweiminütigen Abständen über die Dauer von 20 Minuten gemessen (Tabelle 2).

Ergebnisse der sublingualen Nifedipingabe

Die effektive Blutdrucksenkung durch sublinguale Gabe von Nifedipin zeigt sich am Beispiel einer 58 jährigen, terminal niereninsuffizienten Patientin, die mit verschiedenen Antihypertensiva behandelt wurde (Abb. 1). Bei einem initialen Blutdruck von 230/140 mm Hg fiel bereits 10 Minuten nach sublingualer Gabe von 20 mg Nifedipin der Blutdruck auf 170/80 mm Hg ab. Gleichzeitig sank die Herzfrequenz von 115 auf 95 Schläge/Minute.

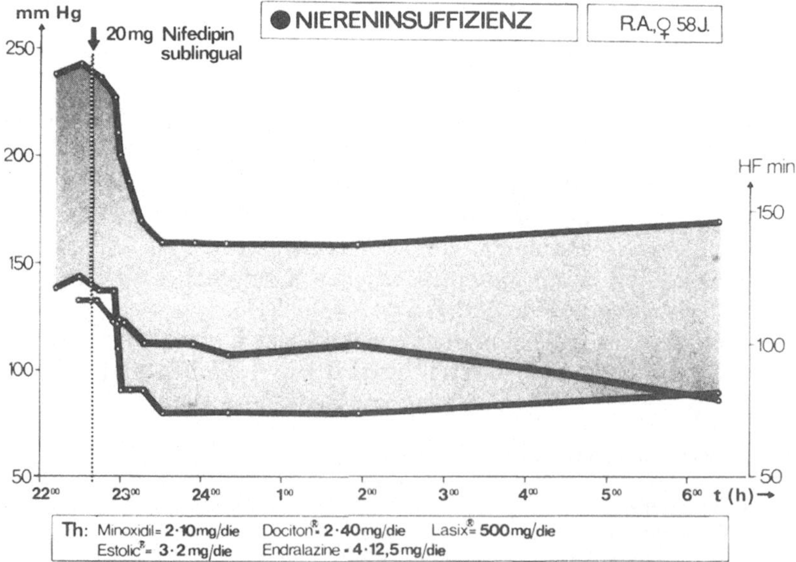

Abb. 1. Wirkung von Nifedipin bei einer Patientin mit Niereninsuffizienz

---

* Bayer Leverkusen

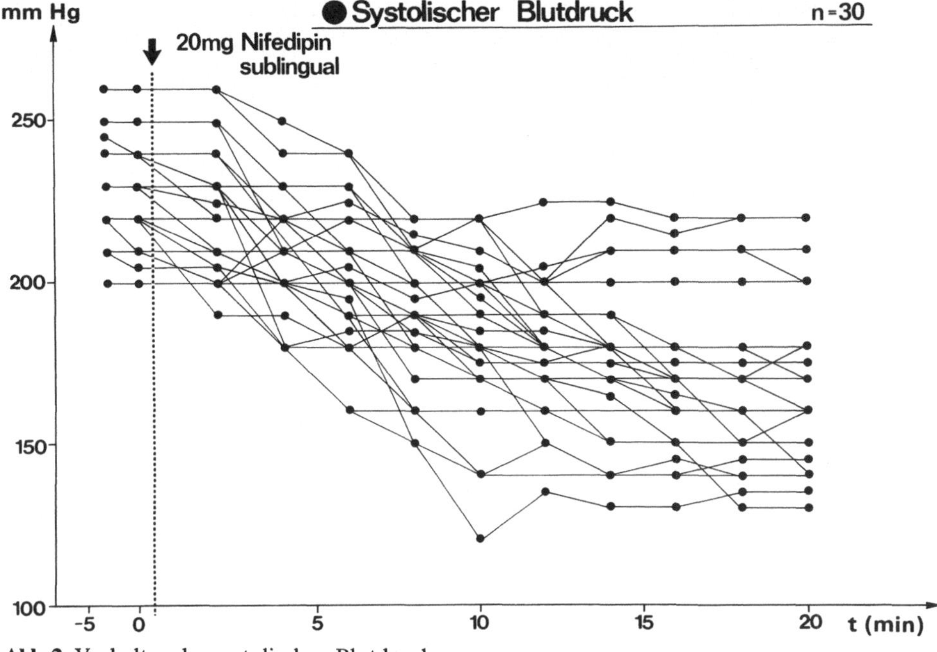

Abb. 2. Verhalten des systolischen Blutdrucks

Systolischer Blutdruck

In Abb. 2 sind die Einzelwerte des systolischen Blutdrucks aller untersuchten Patienten dargestellt. Eine wesentliche Blutdrucksenkung trat innerhalb von 10 Minuten ein. Die meisten Patienten zeigten einen Blutdruckabfall auf supranormale Werte innerhalb des Untersuchungszeitraumes. Bei einem Patienten sank der systolische Blutdruck, vermutlich durch vorausgegangene hochdosierte Diuretikatherapie, um 100 mg Hg von 230 auf 130 mm Hg ab. Die hiermit verbundenen Beschwerden erforderten eine symptomatische Therapie. Die in Abb. 3 dargestellten Mittelwerte zeigen, daß bereits nach 10 Minuten der systolische Blutdruck von durchschnittlich 235 mm Hg auf 190 mm Hg abgefallen war. Nach 20 Minuten lag der mittlere systolische Blutdruck bei 170 mm Hg.

Diastolischer Blutdruck

Der diastolische Blutdruck verhielt sich ähnlich wie der systolische. Die in Abb. 4 dargestellten Einzelwerte des diastolischen Blutdrucks zeigten ebenfalls das Maximum der Nifedipinwirkung nach 10 Minuten. Der mittlere diastolische Blutdruck (Abb. 5) fiel nach 10 Minuten von 123 mm Hg auf 110 mm Hg ab. Nach 20 Minuten lag er bei 90 mm Hg. Bei 5 von 6 Patienten, die über einen Zeitraum von 4 Stunden kontrolliert wurden, zeigte sich ein andauernder antihypertensiver Effekt (Abb. 6). Lediglich bei 4 von 30 Patienten, entsprechend 14%, kam es zu keiner relevanten Blutdrucksenkung nach Nifedipingabe.

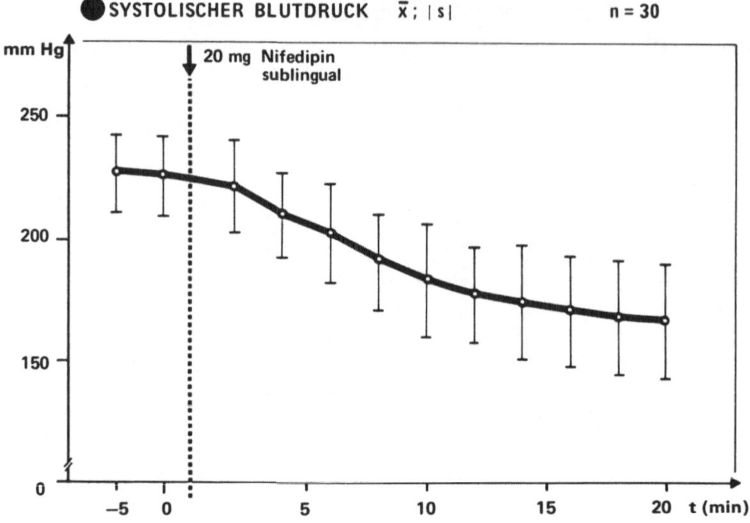

Abb. 3. Mittelwerte des systolischen Blutdrucks

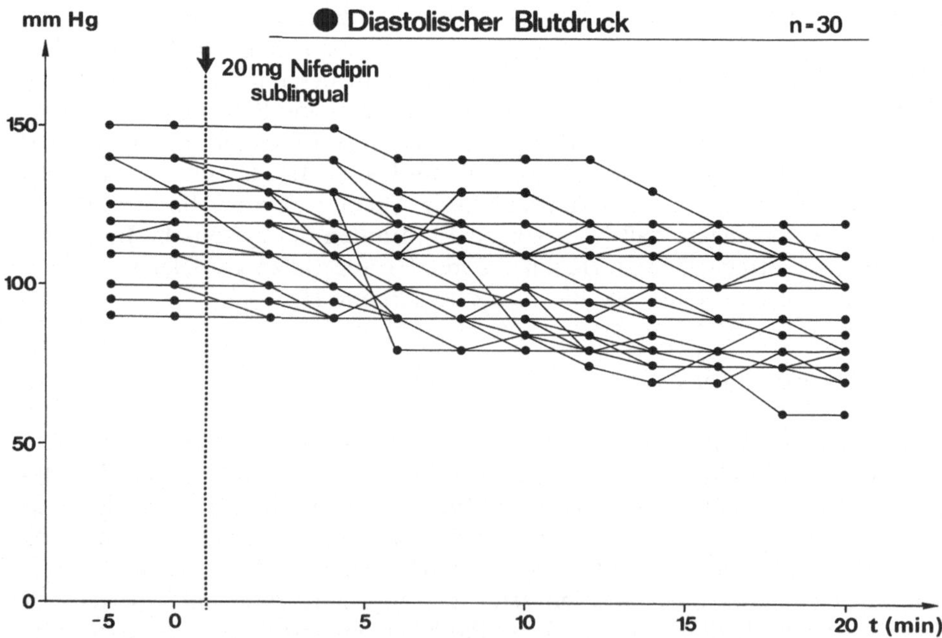

Abb. 4. Verhalten des diastolischen Blutdrucks

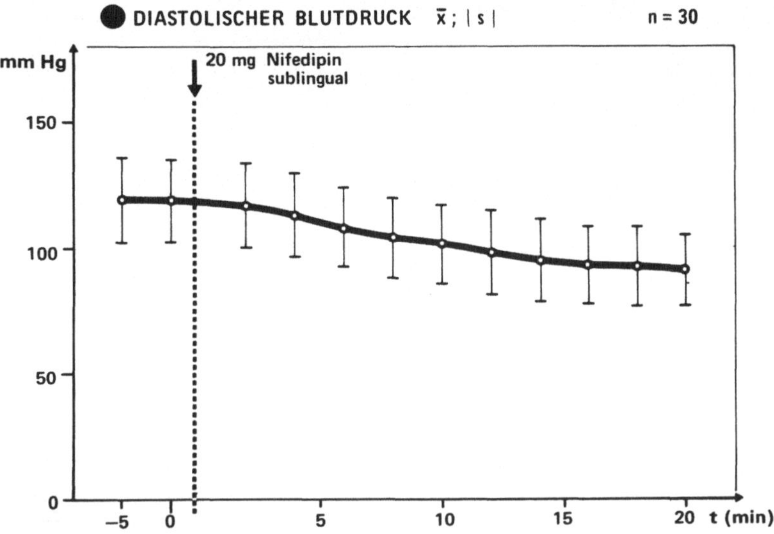

Abb. 5. Mittelwerte des diastolischen Blutdrucks

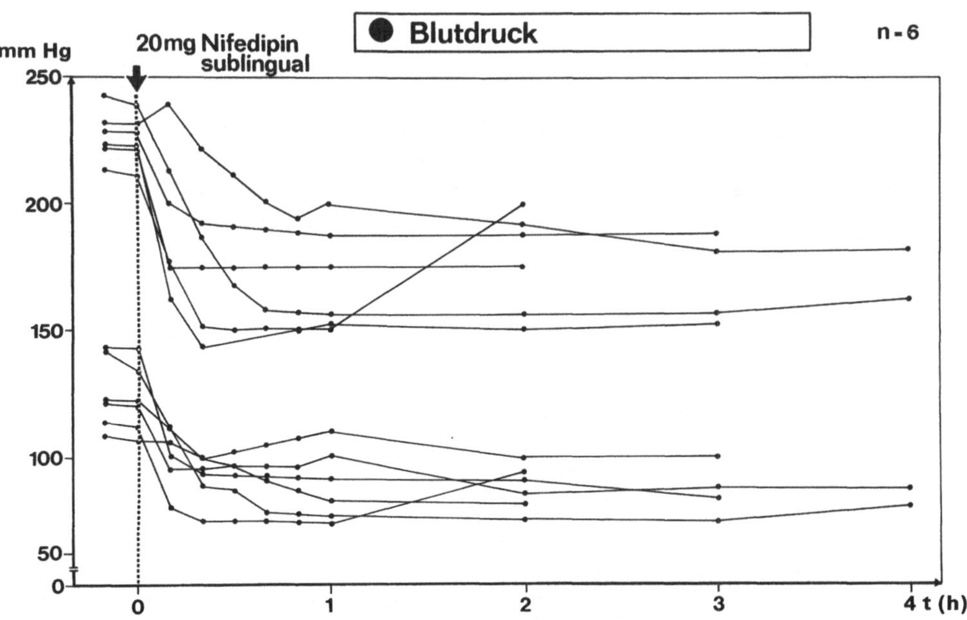

Abb. 6. Verhalten des systolischen und diastolischen Blutdrucks über einen Zeitraum von 4 Stunden nach Nifedipingabe (aus: [2])

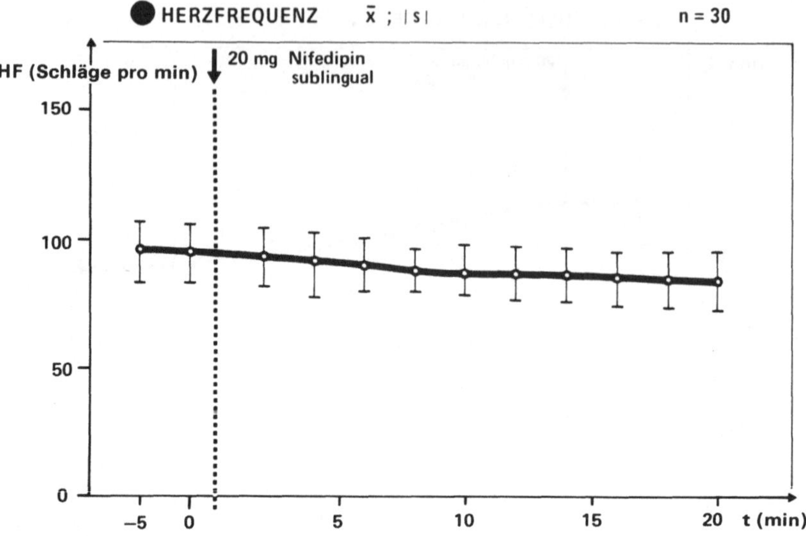

Abb. 7. Mittelwerte der Herzfrequenz (aus: [2])

Herzfrequenz

Die Herzfrequenz stieg unter Nifedipin nicht an, sondern zeigte eine leicht fallende, statistisch nicht signifikante Tendenz von im Mittel 95 auf 81 Schläge/Minute
(Abb. 7).

Nebenwirkungen

Nebenwirkungen wurden bei 4 von 30 Patienten beobachtet (Tabelle 3). In zwei
Fällen zeigte sich eine Flush-Symptomatik, ein Patient entwickelte eine Urtikaria,
ein Patient hatte einen ausgeprägten Blutdruckabfall, der retrospektiv auf eine
Hypovolämie infolge vorheriger Diuretikatherapie zurückgeführt wurde. Weitere
bei Nifedipin bekannte unerwünschte Wirkungen wie Kopfdruck, Beinödeme,
Übelkeit und Schwindel konnten nicht beobachtet werden.

Tabelle 3. Nebenwirkungen von Nifedipin

Kurzzeitige Nebenwirkungen:	Kopfdruck	
	Gesichtsrötung	2/30
	Wärmegefühl	
Seltene Nebenwirkungen:	Beinödeme	
	Blutdruckabfall < 100 mm Hg	1/30
Andere Nebenwirkungen:	Übelkeit	
	Schwindel	
	Müdigkeit	
	Hautreaktionen	1/30

Intravenöse Nifedipingabe

Basierend auf diesen positiven Erfahrungen der sublingualen Nifedipintherapie haben wir Nifedipin auch intravenös bei Patienten mit Blutdruckwerten zwischen 200/100 und 260/140 mm Hg gegeben.

Methodik

Untersucht wurden 22 Patienten, 8 Männer und 14 Frauen, im Alter von 38 bis 78 Jahren mit einem mittleren Alter von 68 Jahren. Zusätzlich zu dem vorher beschriebenen Untersuchungsprotokoll, das sich über einen Zeitraum von 60 Minuten erstreckte, wurde vor und nach einer fünfminütigen Injektion von 1 mg Nifedipin ein EKG registriert. Dabei interessierte insbesondere, ob Ischämiezeichen durch die rasche Blutdrucksenkung und der damit verbundenen raschen Perfusionsdrucksenkung in den Koronarien hervorgerufen werden.

Systolischer Blutdruck

Es zeigte sich, daß die Blutdrucksenkung in den meisten Fällen 5 bis 10 Minuten nach Beginn der intravenösen Injektion nachweisbar war und bis zur 60. Minute anhielt (Abb. 8). Im Mittel sank der systolische Blutdruck von 221 mm Hg auf

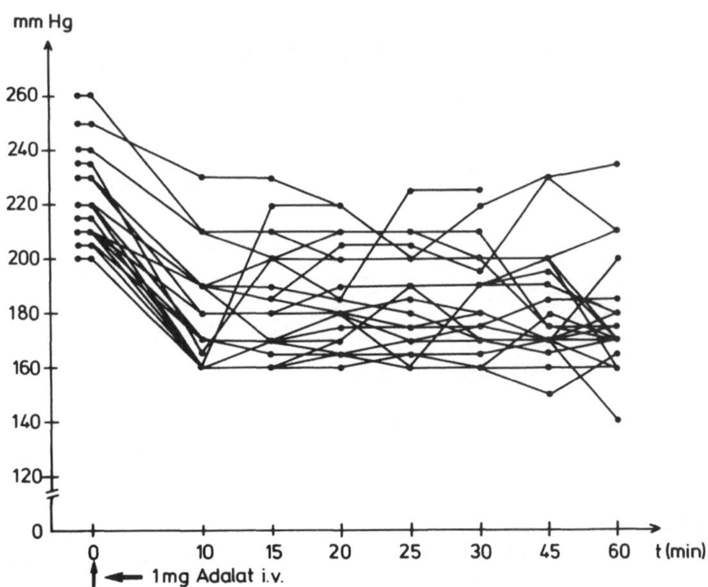

Abb. 8. Verhalten des systolischen Blutdrucks

                                        C. Pfeiffer et al.

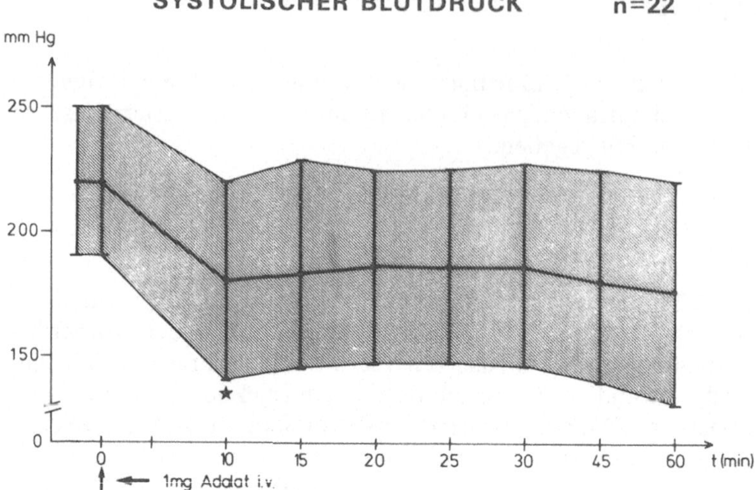

Abb. 9. Mittelwerte des systolischen Blutdrucks

181 mm Hg bereits nach 10 Minuten ab und lag nach 60 Minuten bei im Mittel 177 mm Hg (Abb. 9).

Diastolischer Blutdruck

Die diastolischen Blutdruckwerte der Patienten sind für die einzelnen Meßzeitpunkte in Abb. 10 dargestellt. Der mittlere diastolische Blutdruck fiel von initial

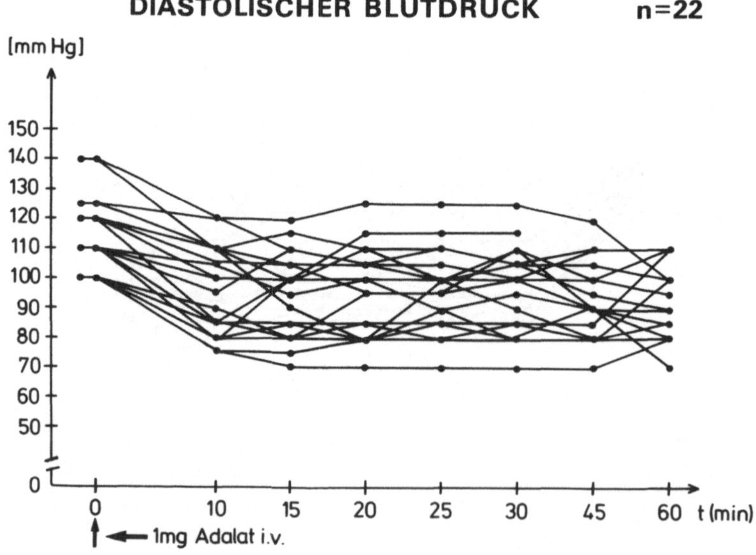

Abb. 10. Verhalten des diastolischen Blutdrucks

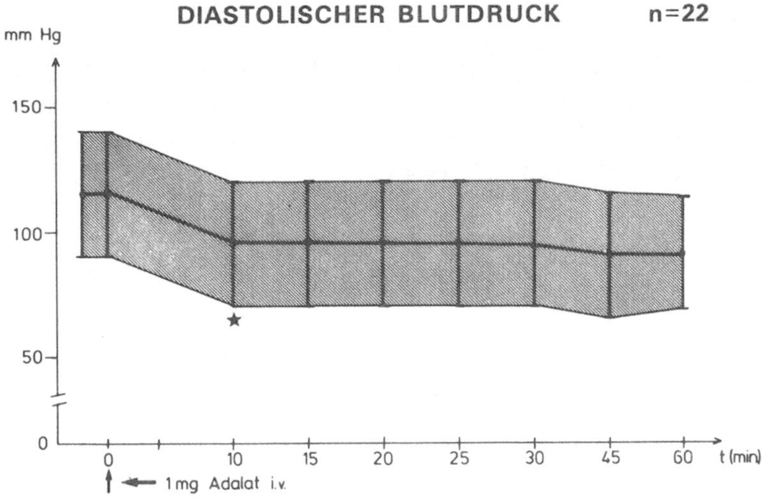

Abb. 11. Mittelwerte des diastolischen Blutdrucks

113 mm Hg auf 94 mm Hg 10 Minuten nach der Injektion ab und lag nach 60 Minuten bei 91 mm Hg (Abb. 11).

Herzfrequenz

In der Herzfrequenz (Abb. 12) zeigte sich während des Untersuchungszeitraumes keine Änderung; sie betrug initial sowie 10 Minuten nach der Injektion 83 Schläge/Minute und 60 Minuten nach der Injektion 81 Schläge/Minute.

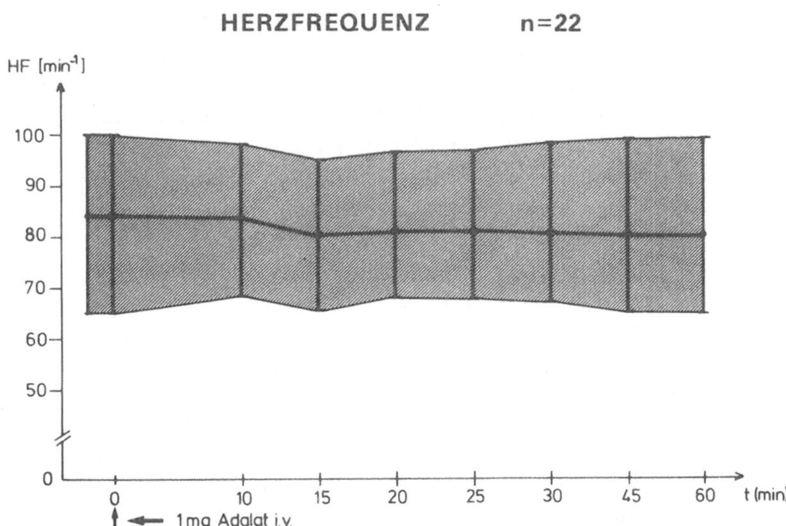

Abb. 12. Mittelwerte der Herzfrequenz

EKG

Signifikante Änderungen der PQ- und QT-Zeit wurden nicht gefunden. Lediglich bei einer Patientin mit akutem Lungenödem bei Linksherzinsuffizienz wurden ST-Strecken-Veränderungen beobachtet, Symptome einer Koronarinsuffizienz traten jedoch bei keinem Patienten auf.

Unerwünschte Wirkungen

Außer der bereits bei der sublingualen Gabe beschriebenen Flush-Symptomatik bei einem Patienten klagten drei weitere Patienten über Brennen im Bereich der Einstichstelle.

Diskussion

Bisher [7, 10, 12] wurde die hypertone Krise mit der langsamen Injektion von Clonidin (0,15–0,3 mg) oder/und Dihydralazin (6,5–12,5 mg) behandelt. Bei bestehender Niereninsuffizienz im Stadium der kompensierten Retention ist die zusätzliche Gabe von Furosemid indiziert, sofern keine Kontraindikationen wie Hypokaliämie oder Dehydratation bestehen. Unter intensivmedizinischer Überwachung ist bei therapieresistenten Fällen die Gabe von Nitroprussidnatrium notwendig.

Unsere Untersuchungen zeigen, daß 20 mg Nifedipin, sublingual verabreicht, eine echte Alternative zur bisher üblichen Therapie darstellen. Bereits in anderen Veröffentlichungen [8, 9, 11] wurde festgestellt, daß nach oraler Gabe von 20 mg Nifedipin eine Blutdrucksenkung mit Wirkungsmaximum nach 30 Minuten einsetzt. Bei unseren Messungen konnte schon fünf Minuten nach Applikation eine signifikante Blutdrucksenkung gemessen werden, ohne daß eine reflektorische Tachykardie, wie sie bei der Gabe von Diazoxid bekannt ist, auftrat. Die bei uns beobachteten unerwünschten Wirkungen (generalisierte Hautrötung, Urtikaria) verschwanden innerhalb von Minuten ohne spezifische Therapie. Nur einmal mußte ein überschießender Blutdruckabfall symptomatisch behandelt werden.

Im Vergleich zur oralen bzw. sublingualen Gabe von Nifedipin kam es nach intravenöser Gabe zu einem rascheren Blutdruckabfall. Dies erklärt auch, warum nach 10 Minuten bereits der maximale Effekt der intravenösen Injektion erreicht wird, während dies nach sublingualer Gabe erst nach 20 Minuten, nach oraler Gabe erst nach 30 Minuten erreicht wurde [8, 9, 11]. Auch bei intravenöser Gabe wurde keine Frequenzsteigerung, sondern eine leichte Frequenzabnahme beobachtet, die allerdings nicht signifikant war. Nach schnellem Wirkungseintritt blieb bei fast allen Patienten der Blutdruck bis mindestens 60 Minuten nach Injektion unter dem Ausgangswert. Nur bei einer Patientin war bereits 15 Minuten post injectionem der Ausgangswert wieder erreicht. Durch die Drucksenkung fielen die Blutdruckwerte nicht auf normotone Werte ab, sondern blieben im supranormalen Bereich. Das bedeutet, daß durch die intravenöse Nifedipingabe über fünf Minuten eine schonende Blutdrucksenkung mit entsprechend geringen unerwünschten Wirkungen erzielt wird. Die EKG-Registrierung vor und nach Blutdrucksenkung ergab keine ST-Strecken-Veränderungen im Sinne einer Koronarinsuffizienz, woraus geschlossen wird, daß die rasche Drucksenkung nicht zu einem kritischen Abfall des Perfusionsdrucks in den Koronarien führt. CPK-Bewegungen als Ausdruck einer Myokardnekrose wurden nie beobachtet.

Zusammenfassung

Als Calciumantagonist wirkt Nifedipin relaxierend auf die glatte Muskulatur, so daß es zu einer Abnahme des peripheren Widerstandes kommt. Daher wird insgesamt die Nachlast, der Widerstand gegen die Ventrikelentleerung, vermindert. Eine rasche und anhaltende Blutdrucksenkung ohne reflektorische Tachykardie wurde in 90% der Fälle erzielt. Zahl und Schweregrad der unerwünschten Wirkungen waren gering, eine nachhaltige Störung der Myokardperfusion wurde nicht beobachtet.

Somit erscheint sowohl die sublinguale als auch die intravenöse Therapie mit Nifedipin zur Behandlung der hypertonen Fehlregulation und hypertonen Krise bei nur geringen Nebenwirkungen empfehlenswert. Im Vergleich zur sofort einsetzenden Blutdrucksenkung des intravenös gegebenen Nifedipins wirkt das sublingual verabreichte etwas verzögert. Da aber auch nach sublingualer Gabe ca. 80% der maximalen Blutdrucksenkung innerhalb von 10 Minuten erreicht sind, erscheint die sublinguale Gabe von Nifedipin zur Behandlung der hypertonen Krise besonders unter ambulanten Bedingungen als Alternative zur intravenösen Gabe empfehlenswert.

Literatur

1. Bender F (1969) Die Behandlung der bradykarden Arrhythmien und der arteriellen Hypertonie mit Isoptin. Isoptin Symposium, Moskau
2. Brand G, Erbel R (1983) Nifedipin sublingual zur Therapie der hypertonen Krise. Med Welt 34:529–530
3. Brittinger WD, Schwarzenbeck A, Wittenmeier KW et al. (1970) Klinisch experimentelle Untersuchungen über die blutdrucksenkende Wirkung von Verapamil. DMW 95:1871–1877
4. Erbel R, Brand G, Meyer J (1982) Erfahrungen mit Nifedipin bei der hypertonen Krise. In: Erfahrungen mit Adalat in Klinik und Praxis. Perimed, Erlangen, 93–101
5. Erbel R, Brand G, Meyer J, Effert S (1983) Emergency treatment of hypertensive crisis with sublingual nifedipine. Postgrad Med J 59, Suppl. 3:134–136
6. Frishman W, Klein N, Beer N (1981) Nifedipine in hypertension. Expanding applications of a new drug (editorial). Arch Intern Med 141:843–844
7. Garett BM, Kaplan NM (1983) Efficacy of slow infusion of diazoxide in the treatment of severe hypertension without organ hypoperfusion, American Heart J 103:390
8. Guazzi MD, Oliviari MT, Polese A, Fiorentini C, Magrini F, Moruzzi P (1977) Nifedipine, a new antihypertensive with rapid action. Clin Pharmacol Ther 22:528

9. Magometschnigg D (1982) Zur Therapie bei hypertonen Krisen. DMW 107:1423
10. Nickerson M, Ruedy J (1980) Antihypertensive agents and the drug therapy of hypertension. In: Goodman LS, Gilman (eds) The pharmacological basis of therapeutics, 6th ed. Macmillan, New York
11. Oliviari MT, Bartorelli C, Polese A, Fiorentini C, Moruzzi P, Guazzi MD (1979) Treatment of hypertension with nifedipine, a calcium antagonistic agent. Circulation 59:1056
12. Vidt DG, Gifford (1977) Safety of diazoxide administration in antihypertensive therapy: An analysis of 1 268 injections in 423 patients. Clin Pharmacol Ther 21:120

Wirkung von Nifedipin sublingual und intravenös bei hypertoner Krise *

O. BARTELS, W. SCHRANZ und J. HAGEL

Einleitung

Es werden 11 Patienten mit hypertensiver Krise vorgestellt, bei denen uns interessierte,

1. ob eine niedrigere sublinguale Nifedipindosis als üblicherweise empfohlen ausreicht, um den kritischen Blutdruck in einen weniger gefährlichen Bereich zu senken, und
2. ob eine intravenöse Applikation gegenüber der sublingualen Gabe Vorteile bietet.

Es handelte sich um Patienten, die im Rahmen der Blutdrucküberhöhung typische klinische Symptome im Sinne der hypertensiven Krisensituation aufwiesen.

Patienten und Methodik

Es wurden 10 Patienten untersucht, 4 Männer (Alter zwischen 42 und 82 Jahren) und 6 Frauen (Alter zwischen 39 und 82 Jahren), die wegen akuter Beschwerden infolge Blutdruckerhöhung notfallmäßig in die Klinik eingewiesen wurden.

In Tabelle 1 sind Alter, Vorerkrankungen und Akutsymptomatik der 6 Patienten zusammengestellt, die einer sublingualen Nifedipinbehandlung unterzogen wurden.

Bei dem 50jährigen Mann war bisher eine Hochdruckerkrankung nicht bekannt; Klinikeinweisung wegen starker Kopfschmerzen, Übelkeit und Sehstörungen.

Unter den 5 Frauen im Alter zwischen 73 und 82 Jahren war lediglich bei 2 Frauen ein erhöhter Blutdruck anamnestisch bekannt, der vom Hausarzt behandelt wurde, in einem Fall mit Clonidin oral, im anderen Falle mit Reserpin und Salidiuretikum. Bei 3 der Patientinnen war seit Jahren ein mit Sulfonylharnstoffen behandelter Diabetes mellitus bekannt, bei der 74jährigen Patientin war eine chronische Pyelonephritis mit Niereninsuffizienz Stadium II bekannt.

---

* Medizinische Klinik mit Poliklinik der Universität Erlangen-Nürnberg, 8520 Erlangen

Tabelle 1. Sechs Patienten mit einem arteriellen Mitteldruck von $\bar{x}=196$ mm Hg (hypertensive Krise) (syst. RR max. 240 mm Hg, diast. RR min. 110 mm Hg)

	Nifedipin 10 mg sublingual					
Patient/Geschlecht	m	w	w	w	w	w
Alter	50 J	82 J	82 J	75 J	74 J	73 J
Antihypertensive Therapie	Ø	Ø	Ø	Ø	+	+
Enzephalopathie	+	+	+	+	+	+
Linksinsuffizienz	Ø	+	+	Ø	+	Ø
Angina pectoris	Ø	Ø	Ø	Ø	+	Ø
Nierenerkrankung	Ø	Ø	Ø	Ø	+	Ø
Diabetes mellitus	Ø	+	+	Ø	Ø	+

Bei allen Patientinnen lagen Symptome der Hochdruckencephalopathie vor, bei 3 Patientinnen zusätzlich Symptome der Linksinsuffizienz, bei der 74 jährigen Patientin außerdem Angina pectoris.

Bei den 6 Patienten, die der sublingualen Nifedipinbehandlung unterzogen wurden, lag der arterielle Mitteldruck bei 195 mm Hg, der diastolische Blutdruck lag in keinem Falle unter 110 mm Hg.

In Tabelle 2 sind Alter, Angaben zur Anamnese und klinische Symptome der 4 Patienten zusammengestellt, die einer intravenösen Nifedipinbehandlung unterzogen wurden. Bei der 39 jährigen Frau war ein erhöhter Blutdruck anamnestisch nicht bekannt, Aufnahmegrund waren Übelkeit und Brechreiz.

Bei den drei Männern im Alter zwischen 42 und 82 Jahren war in einem Falle wegen Bluthochdrucks eine Vorbehandlung mit Reserpin und Salidiuretikum erfolgt, bei den beiden jüngeren Patienten war eine Blutdruckerhöhung bis dahin nicht bekannt.

Die Notaufnahme erfolgte in einem Falle wegen starker Kopfschmerzen mit Sehstörungen und Übelkeit, bei den beiden anderen Männern waren Leitsymptome die Zeichen der akuten Linksinsuffizienz, bei dem 42 jährigen mit alveolärem Lungenödem. Bei diesem Patienten bestand gleichzeitig eine Anurie infolge akuter Glomerulonephritis.

Tabelle 2. Vier Patienten mit einem arteriellen Mitteldruck von $\bar{x}=171$ mm Hg (hypertensive Krise) (syst. RR max. 240 mm Hg, diast. RR min. 110 mm Hg)

	Nifedipin intravenös		
Patient/Geschlecht	w	m	m	m
Alter	39 J	82 J	46 J	42 J
Antihypertensive Therapie	Ø	+	Ø	Ø
Enzephalopathie	Ø	Ø	+	Ø
Linksinsuffizienz	Ø	+	Ø	+
Angina pectoris	Ø	Ø	Ø	Ø
Nierenerkrankung	Ø	Ø	Ø	+ +
Diabetes mellitus	Ø	Ø	Ø	Ø

Bei den 4 Patienten, die Nifedipin intravenös erhielten, lag der arterielle Mitteldruck bei 171 mm Hg, ebenfalls lag in keinem Falle der diastolische Blutdruck unter 110 mm Hg. Nach der üblichen orientierenden klinischen Untersuchung und wiederholter Blutdruckmessung nach Riva-Rocci innerhalb von 5 min wurde anschließend 6 Patienten Nifedipin 10 mg sublingual appliziert derart, daß die Kapsel mit einer Kanüle angestochen und der Inhalt vom Arzt sublingual ausgedrückt wurde.

Bei den 4 Patienten, die Nifedipin parenteral erhielten, wurde zunächst 1 mg über 1–2 min intravenös gespritzt, anschließend über Perfusor 1 mg/h über 4 h.

In allen zehn Fällen fand eine fortlaufende indirekte Blutdruckmessung nach dem oszillometrischen Prinzip mit dem automatischen Blutdruckmonitor „Accutorr 2" (Datascope) statt. Die Registrierung erfolgte in 5-min-Intervallen mittels Thermodrucker ebenfalls automatisch.

Ergebnisse

In Abb. 1 ist der Verlauf der systolischen und der diastolischen Blutdruckwerte bei den 6 Patienten mit sublingualer Nifedipinapplikation graphisch dargestellt über einen Zeitraum von 35 min.

Der systolische Blutdruck sank im Durchschnitt um 25% vom Ausgangswert innerhalb von 15 min ab und blieb in den nächsten 15 min konstant, ohne unter 150 mm Hg abzusinken.

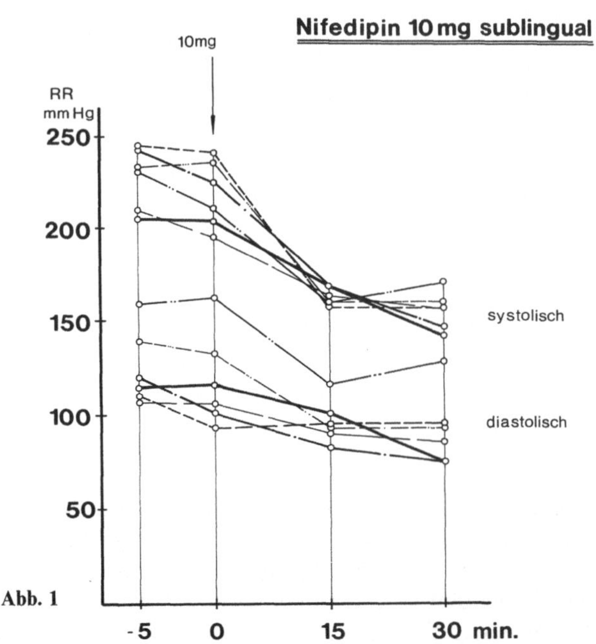

Abb. 1

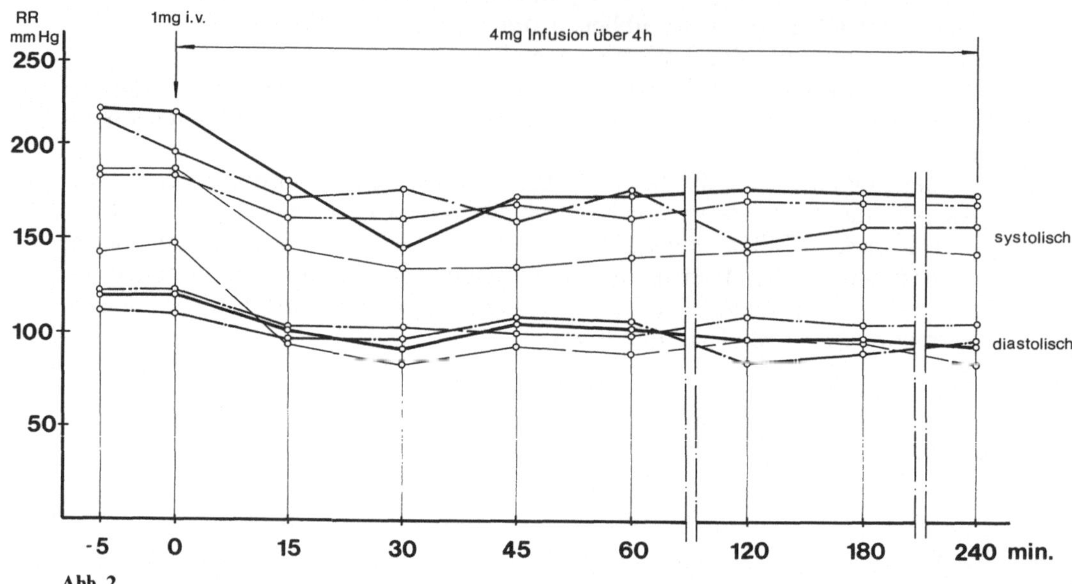

Abb. 2

Der diastolische Blutdruck sank innerhalb der ersten 15 min im Durchschnitt um 30% ab und blieb dann ebenfalls während der weiteren 15 min konstant; er sank in keinem Falle unter 80 mm Hg ab. Nebenwirkungen wurden nicht beobachtet.

In Abb. 2 ist das Verhalten der systolischen Blutdruckwerte bzw. der diastolischen Blutdruckwerte bei den 4 Patienten mit intravenöser Nifedipinapplikation über 4 Stunden lang aufgezeichnet.

Der systolische Blutdruck fiel innerhalb der ersten 15 min durchschnittlich um 20% vom Ausgangswert ab und pendelte sich während des folgenden Beobachtungszeitraumes bei Werten um 160 mm Hg ein; in keinem Fall kam es zu einem Blutdruckabfall unter 140 mm Hg.

Der diastolische Blutdruck fiel innerhalb der ersten 15 min im Durchschnitt um 16% vom Ausgangswert ab und pendelte sich bei Werten um 100 mm Hg ein. Nebenwirkungen wurden nicht beobachtet.

Diskussion

Die vorliegenden Ergebnisse bestätigen die relativ rasche, aber schonende Senkung kritisch erhöhter Blutdruckwerte durch Nifedipin [1, 2]. Ein Wirkungsunterschied zwischen der sublingualen und parenteralen Applikation von Nifedipin wurde bei den von uns beobachteten Patienten nicht gefunden. In keinem Falle trat eine signifikante Erhöhung der Pulsfrequenz auf, vor allem auch nicht in der

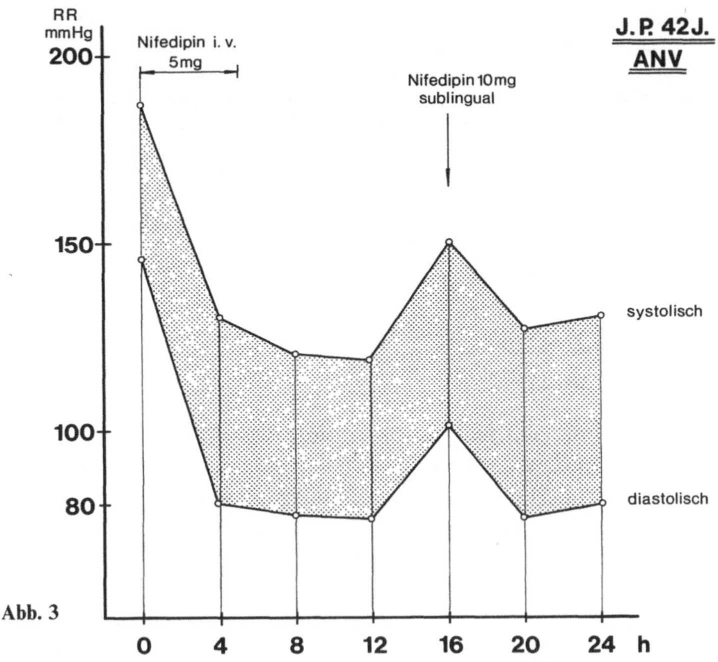

Abb. 3

Gruppe unter 4 stündiger Nifedipinperfusion 1 mg/h. In allen Fällen wurde das Maximum der Wirkung nach 10–20 min erreicht. Bei den sechs Patienten mit sublingualer Nifedipinapplikation hielt der Effekt wenigstens 60 min an, bei zwei Patienten kam es innerhalb der folgenden 120 min zu erneutem Blutdruckanstieg diastolisch über 100 mm Hg und systolisch über 180 mm Hg, bei allen sechs Patienten mußte innerhalb von 4 h erneut Nifedipin sublingual appliziert werden.

Dagegen blieb bei den vier Patienten unter parenteraler Nifedipinzufuhr die Blutdrucksenkung konstant erhalten.

In Abb. 3 ist das Blutdruckverhalten bei dem 42 jährigen Mann mit akutem Nierenversagen auf dem Boden einer Glomerulonephritis über 24 h aufgezeichnet. Daraus ist zu ersehen, daß nach Beendigung der parenteralen Nifedipinapplikation (initial 1 mg intravenös, dann 1 mg/h über 4 h) die erreichte Blutdrucksenkung über 8 h lang anhielt mit Werten um 130/80 mm Hg. Dann allmählicher Anstieg des systolischen und diastolischen Blutdruckes auf 150/105 mm Hg, so daß 4 h später Nifedipin 10 mg sublingual verabreicht wurde. Wiederum kam es zu einem prompten Blutdruckabfall innerhalb der nächsten 15 min auf Werte um 130/80 mm Hg. Die Blutdrucksenkung hielt in diesem Falle über 8 h an.

Bei diesem Patienten mit akutem Nierenversagen wurden die Plasmakonzentrationen von ACTH, Kortisol, Aldosteron und Renin bestimmt sowie die Katecholaminkonzentrationen im Harn (Tabelle 3). Die Hormonkonzentrationen waren extrem erhöht sowohl zu Beginn der Behandlung mit Nifedipin als auch 24 h später.

Diese Einzelbeobachtung unterstreicht, daß offenbar zwischen der sublingualen und parenteralen Applikation von Nifedipin bei hypertensiver Krisensituati-

Tabelle 3. Hormon-Plasmakonzentrationen bei einem Patienten mit ANV vor und 24 h nach Nifedipinapplikation

Plasmakonzentration	Vor Therapie	24 h nach Therapie	Norm
Kortisol µg/l	289	233	20 – 90
ACTH µg/l	147	146	0 – 8
Aldosteron ng/l	960	1220	150 –350
Renin I µg/ml h	Extrem erhöht	Extrem erhöht	1,5– 6
Renin II µg/ml h	227	223	1,5– 5,6
Harnkonzentration			
Noradrenalin µg/24 h	219	–	0 –230
Adrenalin µg/24 h	83	–	0 – 45

on sowohl hinsichtlich des prompten Ansprechens als auch hinsichtlich der schonenden Blutdrucksenkung kein Unterschied besteht. Diese Einzelbeobachtung zeigt auch, daß bei einem akuten Nierenversagen (Serumkreatinin lag bei dem Patienten bei 8 mg/dl), kompliziert durch eine hypertensive Krisensituation, ebenfalls Nifedipin wirksam ist. Die Wirkungsdauer war zumindest bei diesem Patienten wesentlich länger im Vergleich zu den anderen Patienten ohne eingeschränkte Nierenfunktion.

Dieser Einzelfall zeigt auch, daß Nifedipin imstande ist, einen erhöhten Blutdruck zu senken trotz extrem erhöhter Katecholamininkretion einerseits und extrem erhöhten Reninplasmaspiegels andererseits.

Alles in allem bestätigen die Untersuchungsergebnisse bei den 10 Patienten die Erfahrung anderer Autoren, daß mit der sublingualen Applikation von Nifedipin eine hypertensive Krisensituation zufriedenstellend behandelt werden kann. Eine Initialdosis von 10 mg ist gerechtfertigt, vor allem bei ambulantem Einsatz. Aufgrund praktisch fehlender Nebenwirkungen und aufgrund der Zuverlässigkeit des Ansprechens ist Nifedipin derzeit das Mittel der Wahl für die Erstversorgung eines Patienten mit kritisch erhöhtem Blutdruck. Nifedipin parenteral erscheint uns in der Initialtherapie keinen Vorteil zu bringen, dagegen vermag die kontinuierliche parenterale Zufuhr von Nifedipin zuverlässiger als wiederholte sublinguale Gaben Blutdruckschwankungen zu vermeiden. Hier könnte sich ein Vorteil der parenteralen Dauerinfusion von Nifedipin bei allen Patienten mit akuter Herzinsuffizienz und/oder ausgeprägter Enzephalopathie im Rahmen hypertensiver Krisensituation abzeichnen.

Literatur

1. Erbel R, Brand G, Meyer J, Effert S (1983) Erfahrungen mit Nifedipin bei der hypertonen Krise. In: Just HJ (Hrsg) Erfahrungen mit Adalat in Klinik und Praxis. Prüfergespräch am 23.10.1982 in München. Perimed, Erlangen
2. Olivari MT, Bartorelli C, Polese A, Fiorontini C, Moruzzi P, Guazzi MD (1979) Treatment of hypertension with nifedipine, a calcium antagonistic agent. Circulation 59:1056–1061

Intravenöse Applikation von Nifedipin zur Therapie hypertensiver Krisen *

P. BAUMGART, G. GANSER und H. VETTER

Einleitung

In der Behandlung der arteriellen Hypertonie haben Kalziumantagonisten in den vergangenen Jahren zunehmende Bedeutung erlangt [7, 9]. Unter ihnen nimmt Nifedipin wegen der zusätzlichen Anwendbarkeit in der hypertensiven Krise eine Sonderstellung ein: Nifedipin ist in hypertensiven Notfallsituationen durch orale und sublinguale Applikation leicht und risikoarm zu handhaben und bewirkt eine ausgeprägte Senkung des erhöhten Blutdruckes [1, 2].

Für Patienten, bei denen die rasche sublinguale Applikation nicht gewährleistet ist (z. B. Bewußtseinsstörungen, mangelnde Kooperation), oder in Notfällen, in denen eine besonders schnelle Blutdrucksenkung erforderlich ist, erscheint die intravenöse Applikationsform vorteilhaft.

Gegenstand der vorliegenden Untersuchung ist die Frage nach der Wirksamkeit und Verträglichkeit von Nifedipin bei intravenöser Anwendung in der hypertensiven Krise.

Patienten und Methoden

Die Untersuchung erfolgte an 5 Patienten (4 Frauen, 1 Mann) im Alter von 22–68 Jahren, welche als hypertensive Notfälle zur stationären Behandlung kamen. Die hypertensiven Krisen waren bei 4 Patienten im Rahmen einer essentiellen Hypertonie aufgetreten, bei einer Patientin bestand ein renal fixierter Bluthochdruck nach früherer operativer Entfernung eines Phäochromozytoms. Bei allen Patienten war der mittlere arterielle Blutdruck auf > 140 mm Hg erhöht. Die Berechnung des mittleren arteriellen Blutdruckes aus dem systolischen und diastolischen Blutdruck erfolgte gemäß: Mittlerer Blutdruck = (systolischer Blutdruck – diastolischer Blutdruck) : 3 + diastolischer Blutdruck.

Vier Patienten standen unter antihypertensiver Therapie (Piretanid, Prazosin, Clonidin, Thiaziddiuretika). Die letzte Medikamenteneinnahme lag in allen Fällen mindestens 4 Stunden zurück.

---

* Medizinische Poliklinik, Universität Münster, Albert-Schweitzer-Str. 33, 4400 Münster

Es wurden 0,5 mg Nifedipin über 3 Minuten in die Kubitalvene injiziert. Am liegenden Patienten wurden Blutdruck und Herzfrequenz 3 mal hintereinander vor der Injektion und jeweils einmal 5, 10, 15, 30, 45, 60, 90, 120 Minuten nach der Injektion gemessen. Bei ausbleibender Blutdrucksenkung nach der ersten Injektion wurden nach 10 Minuten erneut 0,5 mg Nifedipin intravenös appliziert.

Jeweils vor und 2 Stunden nach den Injektionen erfolgten Blutentnahmen zur Bestimmung der Serumkonzentrationen von Aldosteron und Kortisol sowie der Plasmareninaktivität durch Radioimmunoassays.

Ergebnisse

Die mittleren arteriellen Blutdruckwerte der Patienten unter der intravenösen Nifedipintherapie sind in Abb. 1 dargestellt. Bei den 4 Patienten mit essentieller Hypertonie ließ sich nach einmaliger Injektion eine deutliche Blutdrucksenkung erzielen. Eine zweite Injektion war nicht erforderlich. Der Blutdruck der ehemaligen Phaeochromozytompatientin blieb dagegen unverändert. Die zweite Nifedipingabe blieb ebenfalls wirkungslos und auch durch Clonidin i. v. konnte der Blutdruck nicht gesenkt werden.

Das Maximum der Blutdrucksenkung war bei allen „Respondern" bereits innerhalb der ersten 5 Minuten nach der Injektion erreicht.

Im Gesamtkollektiv sank der systolische Blutdruck von 200 ± 23 mm Hg (Mittelwert $\pm$ Standardabweichung) auf 166 ± 23 mm Hg, der diastolische Blutdruck von 132 ± 11 mm Hg auf 112 ± 16 mm Hg und der mittlere Blutdruck von 155 ± 15 mm Hg auf 131 ± 17 mm Hg. Anschließend stieg der Blutdruck wieder

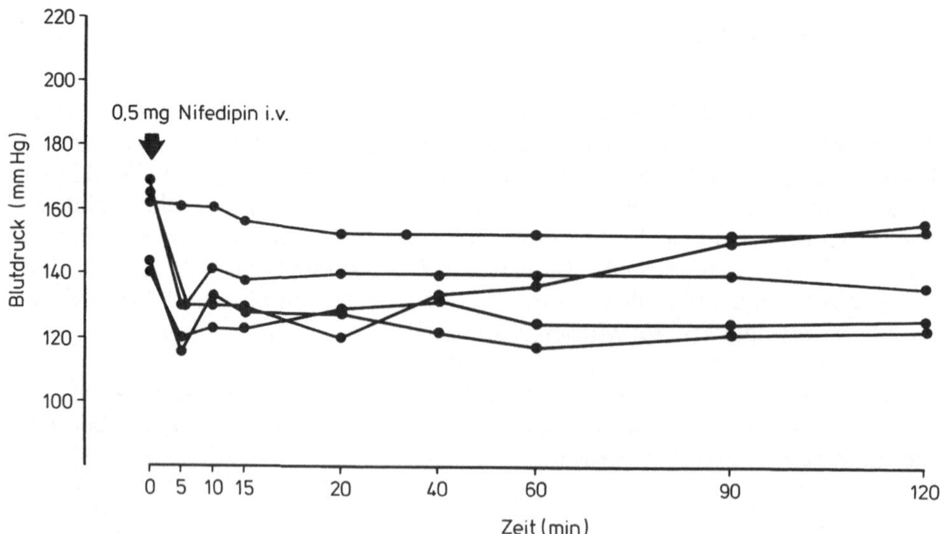

Abb. 1. Mittlerer arterieller Blutdruck von 5 Patienten mit hypertensiven Krisen unter der Therapie mit Nifedipin i. v.

stetig an, erreichte aber nicht mehr die Ausgangswerte. 120 Minuten nach der Nifedipininjektion betrug er systolisch 179 ± 24 mm Hg, diastolisch 120 ± 12 mm Hg; als mittlerer Blutdruck ergab sich 140 ± 16 mm Hg.

Innerhalb von 5 Minuten sank die Pulsfrequenz im Mittel von 92 min^{-1} auf 89 min^{-1}. Nach 10 Minuten blieb sie für den gesamten Beobachtungszeitraum konstant bei 84 min^{-1}.

Bei einem Patienten trat 2 Minuten nach der Injektion ein Flush im Gesicht auf, welcher 6 Minuten lang andauerte. Weitere Nebenwirkungen wurden nicht beobachtet.

Vor der Nifedipininjektion betrug die Plasmareninaktivität im Mittel 6,2 ng/ ml × 3 h, der Aldosteronspiegel 170 pg/ml und der Kortisolspiegel 13,9 µg/ 100 ml. 120 Minuten nach der Injektion lag die Plasmareninaktivität bei 5,1 ng/ ml × 3 h, die Aldosteronkonzentration bei 120 pg/ml und die Kortisolkonzentration bei 15,9 µg/100 ml.

Diskussion

Die Ergebnisse zeigen, daß durch die intravenöse Injektion von 0,5 mg Nifedipin in hypertensiven Notfällen eine ausgeprägte Blutdrucksenkung erreichbar ist. Deren Ausmaß ist vergleichbar mit dem beschriebenen Effekt der sublingualen Applikation von 10 mg Nifedipin [2, 4].

Ein wesentlicher Unterschied liegt dagegen im zeitlichen Verlauf der Nifedipinwirkung: Bei der intravenösen Applikation ist die Blutdrucksenkung bereits nach 5 Minuten maximal. Nach sublingualer Gabe erreicht die Blutdrucksenkung dagegen erst nach 30–90 Minuten ihr Maximum [2, 4]. Die Geschwindigkeit des Wirkungseintritts unterliegt dabei großen Schwankungen: Während bei einem Teil der Patienten bereits 15 Minuten nach der sublingualen Applikation eine ausgeprägte Blutdrucksenkung eintritt, ergibt sich bei anderen ein verzögerter Wirkungseintritt [4].

Es besteht eine enge Korrelation zwischen dem Plasmaspiegel von Nifedipin und der Blutdrucksenkung [10]. Der Unterschied in der Wirkungsgeschwindigkeit zwischen intravenöser und sublingualer Anwendung ergibt sich daher aus der unterschiedlichen Pharmakokinetik: Während die i. v.-Applikation sofort maximale Plasmaspiegel gewährleistet, überschreitet bei sublingualer Gabe die Nifedipinkonzentration nach 6 Minuten gerade die Nachweisgrenze und erreicht erst nach 60 Minuten ihr Maximum [8].

Aus der schnelleren Wirkungsgeschwindigkeit ergibt sich eine schnellere Beurteilbarkeit des Ansprechens auf Nifedipin in hypertensiven Notfallsituationen. Innerhalb der ersten Minuten nach der Injektion zeigt sich, ob eine Blutdruckkrise mit Nifedipin beherrschbar ist. Dies beschleunigt wie auch bei einem unserer Patienten die Entscheidung zum Präparatewechsel.

Unter Nifedipinmedikation ist ein reflektorischer Anstieg der Pulsfrequenz zu erwarten [3, 6, 11]. Bei unseren Patienten nahm die Pulsfrequenz – verzögert gegenüber der Blutdrucksenkung – ab. Dies ist wahrscheinlich auf die Bettruhe zurückzuführen.

Die von der Plasmareninaktivität unabhängige Tendenz zur Reduktion des Plasmaaldosteronspiegels unter Nifedipintherapie entspricht den Beobachtungen von Hiramatsu et al. [3]. Andere Untersucher fanden keinen Einfluß von Nifedipin auf Renin und Aldosteron [11].

Bei einem Patienten trat nach der Injektion ein Flush auf. Flushsymptome zählen zu den häufigsten Nebenwirkungen der Kalziumantagonisten und sind besonders typisch für Nifedipin [5]. Schwerwiegende Nebenwirkungen wurden nicht beobachtet.

Bei unseren Patienten erwies sich die intravenöse Anwendung von Nifedipin als gut verträglich.

Zusammenfassung

Die Wirksamkeit und Verträglichkeit der intravenösen Injektion von Nifedipin in der Behandlung hypertensiver Krisen wurde untersucht.

Fünf Patienten mit hypertensiven Krisen wurden jeweils 0,5 mg Nifedipin intravenös injiziert. Bei 4 Patienten ergab sich eine deutliche Blutdrucksenkung, deren Maximum bereits nach 5 Minuten erreicht war; bei einem Patienten blieb der Blutdruck unverändert.

Innerhalb von 5 Minuten fiel der systolische Blutdruck von 200 ± 23 mm Hg (Mittelwert $\pm$ Standardabweichung) auf 166 ± 23 mm Hg, der diastolische Blutdruck von 132 ± 11 mm Hg und der mittlere Blutdruck von 155 ± 13 mm Hg auf 131 ± 17 mm Hg im Gesamtkollektiv.

Ein Patient erlitt einen Flush. Weitere Nebenwirkungen traten nicht auf.

Durch die intravenöse Anwendung von Nifedipin in der hypertensiven Krise läßt sich bei guter Verträglichkeit sehr rasch eine ausgeprägte Blutdrucksenkung erzielen.

Literatur

1. Bertel O, Conen D, Radue EW, Müller J, Lang C, Dubach UC (1983) Nifedipine in hypertensive emergencies. Br Med J 286:19–21
2. Groth H, Förster EC, Neyses L, Kuhlmann U, Vetter H, Vetter W (1984) Nifedipin beim hypertensiven Notfall und bei schwerer Hypertonie. Schweiz Rundschau Med 73:45–49
3. Hiramatsu K, Yamagishi F, Kubota T, Yamada T (1982) Acute effects of the calcium antagonist nifidipine on blood pressure, puls rate and the renin-angiotensin-aldosterone system in patients with essential hypertension. Am Heart J 104:1346–1350
4. Ito H, Arakawa M, Shibasaki T et al. (1984) Acute antihypertensive effect of nifedipine by sublingual route in cases with clinically severe systolic hypertension. Drug Res 34(I):630–636
5. Krebs R (1983) Adverse reactions with calcium antagonists. Hypertension 5(II):25–129
6. Magometschnigg D (1984) Acute hypotensive response to nifedipine. Hypertension 5(II):80–84
7. Opie L (1984) Calcium antagonists. Mechanisms, therapeutic indications and reservations: A review. Q J Med 209:1–16

 8. Raemsch KD, Sommer J (1983) Pharmacokinetics and metabolism of nifedipine. Hypertension 5(II):18–24
 9. Spivack C, Ocken S, Frishman WH (1983) Calcium antagonists – Clinical use in the treatment of systemic hypertension. Drugs 25:154–177
10. Taburet A, Singlas E, Colin JN, Banzet O, Thibonnier M, Corvol P (1983) Pharmacokinetic studies of nifedipine tablet. Correlation with antihypertensive effects. Hypertension 5(II):29–33
11. Thibonnier M, Bonnet F, Corvol P (1980) Antihypertensive effect of fractionated sublingual administration of nifedipine in moderate essential hypertension. Eur J Clin Pharmacol 17:161–164

Therapie einer akuten intraoperativen Hypertension mit Nifedipin im Vergleich zu Natriumnitroprussid *

J. TARNOW, W. HESS und U. SCHULTE-SASSE

Eine akute intraoperative Hypertension ist besonders häufig im Verlauf koronarchirurgischer Eingriffe zu beobachten, vorzugsweise während der Sternotomie oder bei der Präparation der Aorta ascendens. Wie Tabelle 1 zu entnehmen ist, wird die Inzidenz solcher Reaktionen in der Koronarchirurgie mit ca. 30–60% angegeben. Offensichtlich hat das Anästhesieverfahren darauf keinen wesentlichen Einfluß, selbst bei einer hochdosierten Opiatanalgesie muß bei etwa jedem zweiten Patienten intraoperativ mit einer akuten Hypertension gerechnet werden [1, 8, 21].

Unbestritten ist auch, daß hohe Blutdrucke und Tachykardien als häufige Ursachen einer Myokardischämie bzw. eines perioperativen Myokardinfarktes anzusehen sind [17]. Die Inzidenz perioperativer Myokardinfarkte bei koronarchirurgischen Patienten wird mit 3–18% und die perioperative Infarktletalität mit 8–14% angegeben [3, 4, 9, 10, 11, 12, 16, 20]. Die auffallende Häufigkeit hypertensiver Kreislaufreaktionen bei Koronarpatienten scheint krankheitsspezifisch zu sein, wobei neben der Hypertonie als disponierender Faktor eine gesteigerte Empfindlichkeit von Presso- bzw. Mechanorezeptoren des Herzens bzw. der herznahen Gefäße angenommen wird. Auch eine erhöhte Plasmareninaktivität und eine verstärkte Freisetzung endogener Katecholamine scheinen eine Rolle zu spielen [2, 14, 15, 18]. Abbildung 1 zeigt, daß vor allem in der Präbypassphase eine deutliche Beziehung zwischen der Plasmareninaktivität und der Höhe des arteriellen Mitteldruckes besteht. In Abb. 2 sind die Plasmakonzentrationen von Adrenalin und Noradrenalin bei 8 koronarchirurgischen Patienten, die intraoperativ eine Hypertension entwickelten, gegenübergestellt, wobei eine Abhängigkeit der

Tabelle 1. Arterielle Hypertension und Myokardinfarkt bei koronarchirurgischen Eingriffen

Inzidenz der akuten intraoperativen Hypertension:		
Arens et al. (1972)	Diazepin/Morphin/N_2O-O_2	36%
Waller et al. (1981)	"high dose" Fentanyl/O_2	66%
de Lange et al. (1982)	"high dose" Fentanyl/O_2	53%
Inzidenz des perioperativen Myokardinfarktes:		3–18%
Perioperative Infarktletalität:		8–14%

* Institut für Anästhesiologie im Universitätsklinikum Berlin-Charlottenburg
Die Ergebnisse wurden bereits publiziert (Hess W, Schulte-Sasse U, Tarnow J (1984) Nifedipine versus nitroprusside for controlling hypertensive episodes during coronary artery bypass surgery. Eur Heart J 5:140)

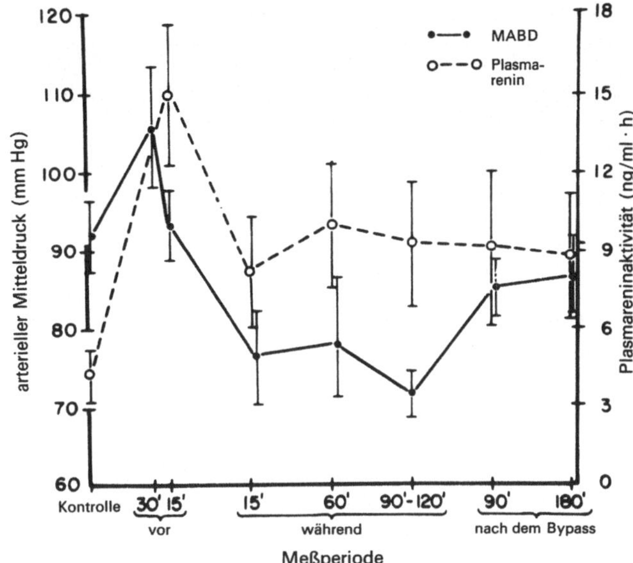

Abb. 1. Beziehung zwischen arteriellem Mitteldruck und Plasmareninaktivität im Verlauf herzchirurgischer Eingriffe (n = 10, davon 7 Bypassoperationen, $\bar{x} \pm s$). MABD = arterieller Mitteldruck. (Nach [2])

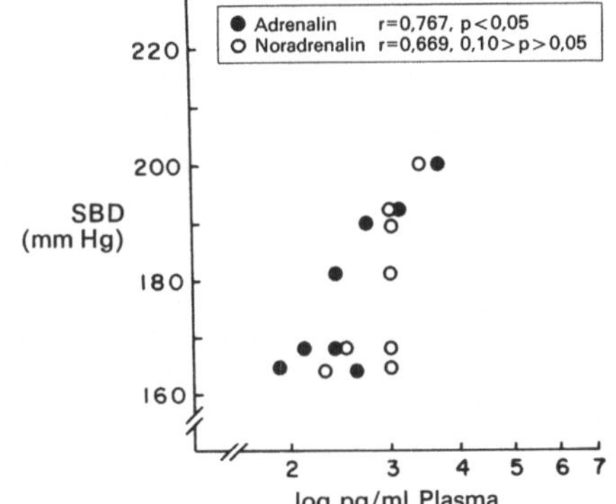

Abb. 2. Korrelation von systolischem arteriellem Druck (SBD) und Plasmakatecholaminen bei 8 koronarchirurgischen Patienten. (Nach [15])

Höhe der systolischen Drucke von den Plasmakatecholaminkonzentrationen offenkundig ist. Dennoch ist bisher die Frage unbeantwortet geblieben, warum nicht jeder koronarchirurgische Patient hyperton reagiert und warum solche Reaktionen im Verlauf von Bypassoperationen häufiger als bei anderen herzchirurgischen oder intrathorakalen Eingriffen auftreten.

Dessen ungeachtet müssen sich in Anbetracht der immer noch zu hohen Inzidenz perioperativer Myokardinfarkte alle Anästhesiemaßnahmen vor allem darauf konzentrieren, einen Anstieg des myokardialen Sauerstoffbedarfes durch zu hohe systolische und/oder enddiastolische Ventrikeldrucke oder durch Tachykardien zu vermeiden. Da dieses Ziel durch eine Vertiefung von Anästhesie und Analgesie nicht mit genügender Zuverlässigkeit erreicht werden kann, müssen häufig systemische Vasodilatatoren eingesetzt werden. Derzeit wird bevorzugt Natriumnitroprussid für die Therapie akuter hypertensiver Reaktionen während koronarchirurgischer Eingriffe verwendet. Seitdem der Kalziumantagonist Nife-

Tabelle 2. Anamnestische Patientendaten

	Nitroprussidgruppe (n = 10)	Nifedipingruppe (n = 10)
Alter	51 (44–59)	53 (45–67)
Eingefäßerkrankung	2	1
Zweigefäßerkrankung	5	4
Dreigefäßerkrankung	3	5
Hauptstammstenose	—	—
Linksventrikulärer enddiastolischer Druck ≥ 12 mm Hg	7	5
Ejektionsfraktion $\leq 0,6$	4	3
Regionale Kontraktionsanomalien	6	5
Infarktanamnese	7	6
Präoperative Pharmakotherapie		
Digitalis	4	4
Nitrate	10	10
Betablocker	10	9

dipin auch in intravenös applizierbarer Form zur Verfügung steht, schien es u. a. im Hinblick auf bestimmte Nebenwirkungen des Natriumnitroprussid gerechtfertigt, Nifedipin für die Therapie akuter hypertensiver Blutdruckreaktionen in der Koronarchirurgie einzusetzen und das hämodynamische Wirkungsprofil mit dem von Natriumnitroprussid zu vergleichen.

Untersucht wurden 2 Gruppen von je 10 koronarchirurgischen Patienten, bei denen der arterielle Mitteldruck während der Sternotomie oder im Verlauf der Aortenpräparation auf 110 mm Hg angestiegen war. Tabelle 2 faßt die wichtigsten anamnestischen Daten der beiden Patientenkollektive zusammen, die im Hinblick auf Alter, Schweregrad der Erkrankung, linksventrikuläre Funktion und präoperative Pharmakotherapie als vergleichbar angesehen werden können.

Zunächst wurden Kontrollmessungen nach dem Hautschnitt durchgeführt, und zwar unter den Bedingungen einer standardisierten Anästhesie mit dem Benzodiazepinderivat Flunitrazepam, dem Opiat Fentanyl sowie 50% N_2O. Der arterielle Mitteldruck betrug zu diesem Zeitpunkt bei beiden Patientenkollektiven im Mittel etwa 80 mm Hg (Abb. 3). Sobald im Verlauf der Sternotomie oder Aortenpräparation der Mitteldruck auf 110 mm Hg anstieg, wurde entweder Nifedipin oder Natriumnitroprussid infundiert, um den arteriellen Mitteldruck wieder in den Bereich der Ausgangswerte zu senken. Die hierfür notwendige Nifedipindosis betrug initial im Mittel 3,4 µg/kg · min, als Erhaltungsdosis waren 1,7 µg/kg · min erforderlich. Für die Drucksenkung mit Natriumnitroprussid wurden im Mittel 0,75 µg/kg · min benötigt. Unter diesen Dosierungen ließ sich der arterielle Mitteldruck mit beiden Vasodilatatoren innerhalb von 2–3 Minuten in den Bereich der Kontrollwerte senken. Der Herzindex stieg dabei unter Nifedipin deutlich an, während die Drucksenkung mit Natriumnitroprussid ohne Einfluß auf die Pumpfunktion des Herzens blieb. Hieraus ergab sich, daß bei vergleichbarer Wirkung auf den arteriellen Druck der während der hypertensiven Phase erhöhte Systemkreislaufwiderstand unter Nifedipin stärker abnahm. Die Herzfrequenz

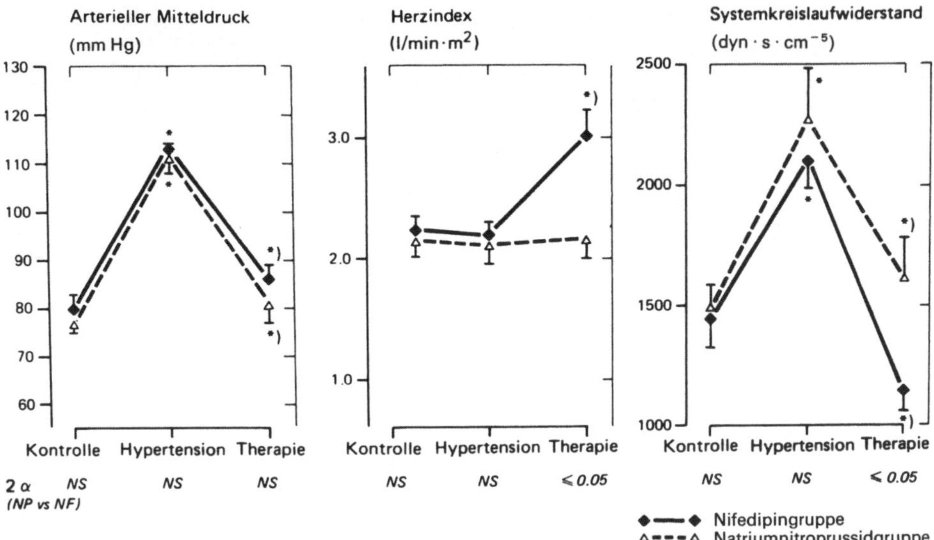

Abb. 3. Das Verhalten (Mittelwerte ± s$_{\bar{x}}$) von arteriellem Mitteldruck, Herzindex und System-kreislaufwiderstand vor (Kontrolle) und während einer intraoperativen hypertonen Blutdruck-phase (Hypertension) sowie unter dem Einfluß einer kontrollierten Blutdrucksenkung (Therapie) mit Nifedipin (n = 10) oder mit Natriumnitroprussid (n = 10) bei koronarchirurgischen Patien-ten. *2α ≤ 0,05 Kontrolle vs. Hypertension; Wilcoxon-Test für Paardifferenzen. *)2α ≤ 0,05 Hy-pertension vs. Therapie; Wilcoxon-Test für Paardifferenzen. NP vs. NF: Vergleich (unpaariger Wilcoxon-Test) der hämodynamischen Wirkungen der beiden Vasodilatatoren; NS = nicht signi-fikant

stieg unter beiden Pharmaka leicht an, der Schlagindex nahm, entsprechend dem Verhalten des Herzindex, nur unter Nifedipin zu (Abb. 4). Nifedipin ließ – im Ge-gensatz zu Natriumnitroprussid – den Pulmonalarterienmitteldruck sowie die links- und rechtsventrikulären Füllungsdrucke unbeeinflußt (Abb. 5), was auch den Unterschied im Verhalten des Herzzeitvolumens erklärt: Natriumnitroprus-sid wirkt im Gegensatz zu Nifedipin auch dilatierend auf das kapazitive Gefäß-system, so daß der preload abnimmt und eine Steigerung der Auswurfleistung trotz Reduktion der Nachlast zumindest dann ausbleibt, wenn die Füllungsdruk-ke – wie bei unseren Patienten – in den unteren Normbereich abfallen. Beide Pharmaka hatten keinen Einfluß auf den pulmonalen Gefäßwiderstand. Die für die Therapie einer akuten intraoperativen Hypertension im Rahmen der Koro-narchirurgie relevanten Wirkungscharakteristika von Nifedipin und Natriumni-troprussid sind in Tabelle 3 zusammengestellt: Abgesehen von den erwähnten hä-modynamischen Wirkungsunterschieden ist Nifedipin aufgrund seiner längeren Halbwertszeit nicht ganz so gut steuerbar. Werden höhere Natriumnitroprussid-dosen über längere Zeit oder unter Hypothermiebedingungen appliziert, muß mit einer Freisetzung von Zyanidionen und entsprechenden toxischen Nebenwirkun-gen gerechnet werden [6, 19]. Bei abrupter Beendigung einer Natriumnitroprus-sidtherapie besteht die Gefahr der Entstehung einer Reboundhypertension [7, 13], nach Nifedipin ist eine solche Nebenwirkung bisher nicht beschrieben worden. Schließlich muß bei Patienten mit koronarer Herzkrankheit damit gerechnet wer-

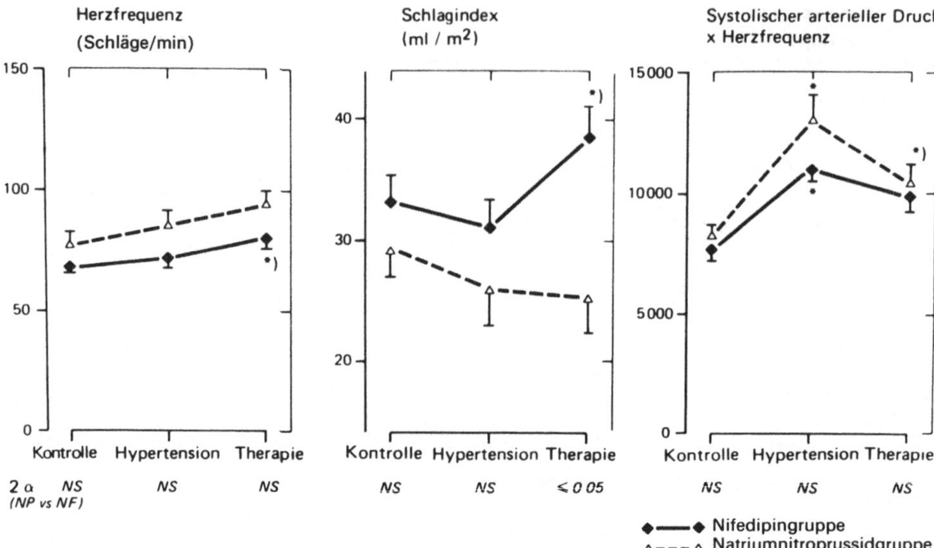

Abb. 4. Das Verhalten (Mittelwerte $\pm s_{\bar{x}}$) von Herzfrequenz, Schlagindex und dem Produkt aus systolischem arteriellem Druck und Herzfrequenz vor (Kontrolle) und während einer intraoperativen hypertonen Blutdruckphase (Hypertension) sowie unter dem Einfluß einer kontrollierten Blutdrucksenkung (Therapie) mit Nifedipin (n = 10) oder mit Natriumnitroprussid (n = 10) bei koronarchirurgischen Patienten. (Statistische Symbole wie in Abb. 3)

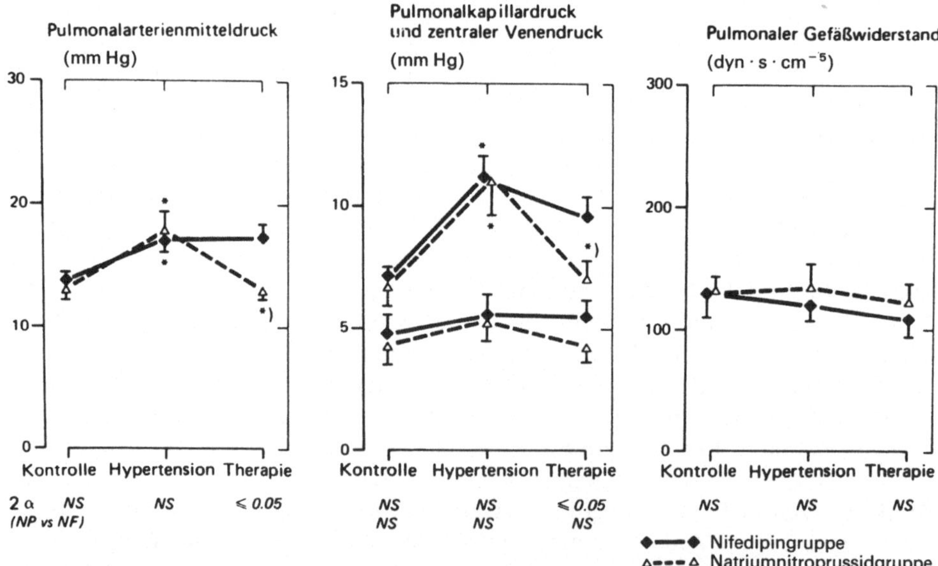

Abb. 5. Das Verhalten (Mittelwerte $\pm s_{\bar{x}}$) von Pulmonalarterienmitteldruck, Pulmonalkapillardruck, zentralem Venendruck und pulmonalem Gefäßwiderstand vor (Kontrolle) und während einer intraoperativen hypertonen Blutdruckphase (Hypertension) sowie unter dem Einfluß einer kontrollierten Blutdrucksenkung (Therapie) mit Nifedipin (n = 10) oder mit Natriumnitroprussid (n = 10) bei koronarchirurgischen Patienten. (Statistische Symbole wie in Abb. 3)

Tabelle 3. Charakteristika von Nifedipin und Natriumnitroprussid bei der Therapie einer akuten intraoperativen Hypertension im Rahmen der Koronarchirurgie

	Nifedipin	Natriumnitroprussid
Preload	↔	↓
Afterload	↓	↓
Herzfrequenz	(↑)	(↑)
Herzzeitvolumen	↑	↔
Steuerbarkeit	(+)	+
Lichtempfindlichkeit	+	+
Toxizität		(+)
Reboundhypertension		(+)
"Coronary steal"		(+)

den, daß Natriumnitroprussid ein "coronary-steal"-Phänomen auslöst, Nifedipin führt dagegen zu einer Verbesserung der poststenotischen Koronarperfusion [5]. Vor allem aufgrund dieses Wirkungsunterschiedes kann Nifedipin als eine sinnvolle Alternative für die Therapie einer akuten Hypertension bei koronarchirurgischen Patienten angesehen werden.

Literatur

1. Arens J, Benbow BP, Ochsner JL (1972) Morphine anesthesia for aorto-coronary bypass surgery. Anesth Analg 51:901
2. Bailey DR, Miller ED, Kaplan JA et al. (1975) The renin-angiotensin-aldosterone system during cardiac surgery with morphine-nitrous oxide anesthesia. Anesthesiology 42:538
3. Braunwald E (1977) Coronary-artery surgery at the crossroads. N Engl J Med 297:661
4. Cameron A, Kemp HG, Shimomura S (1978) Aortocoronary bypass surgery. A 7-year follow up. Circulation, Suppl I 60:I–9
5. Engel HJ, Lichtlen PR (1981) Beneficial enhancement of coronary blood flow by nifedipine. Comparison with nitroglycerin and beta blocking agents. Am J Med 71:658
6. Geller EA, Moore RA, Forsythe M et al. (1981) Cyanide release by nitroprusside during hypothermic CPB. Anesthesiology 55:A20
7. Khambatta HJ, Stone JG, Khan E (1979) Hypertension during anesthesia on discontinuation of sodium nitroprusside-induced hypotension. Anesthesiology 51:127
8. Lange S de, Boscoe MJ, Stanley TH et al. (1982) Comparison of sufentanil-O_2 and fentanyl-O_2 for coronary artery surgery. Anesthesiology 56:112
9. Langou RA, Wiles JC, Cohen LS (1978) Coronary surgery for unstable angina pectoris. Incidence and mortality of perioperative myocardial infarction. Br Heart J 40:767
10. Loop FD, Sheldon WC, Lytle BW (1981) The efficacy of coronary artery surgery. Am Heart J 101:86
11. Mahar LJ, Steen PA, Tinker JH et al. (1978) Perioperative myocardial infarction in patients with coronary artery disease with and without aorto-coronary artery bypass grafts. J Thorac Cardiovasc Surg 76:533
12. Mathur VS, Hall RJ, Garcia E (1980) Prolonging life with coronary bypass surgery in patients with three-vessel disease. Circulation, Suppl I 62:I–90
13. Packer M, Meller J, Medina N et al. (1979) Rebound hemodynamic events after the abrupt withdrawal of nitroprusside in patients with severe chronic heart failure. N Engl J Med 301:1193

14. Peterson FD, Brown AM (1971) Pressor reflexes produced by stimulation of efferent fibers in the cardiac sympathetic nerves of the cat. Circ Res 28:605
15. Roberts AJ, Niarchos AP, Subramanian VA et al. (1977) Systemic hypertension associated with coronary bypass surgery. J Thorac Cardiovasc Surg 74:846
16. Rodewald G, Polonius MJ (1982) Cardiac surgery in the Federal Republic of Germany during 1981. A report by the german society of thoracic and cardiovascular surgery. Thorac Cardiovasc Surgeon 30:127
17. Roy WL, Edelist G, Gilbert B (1979) Myocardial ischemia during non-cardiac surgical procedures in patients with coronary artery disease. Anesthesiology 51:393
18. Taylor KM, Morton IJ, Brown JJ et al. (1977) Hypertension and the renin-angiotensin system following open heart surgery. J Thorac Cardiovasc Surg 74:840
19. Tinker JH, Michenfelder JD (1976) Sodium nitroprusside: Pharmacology, toxicology and therapeutics. Anesthesiology 45:340
20. Tyras DH, Barner HB, Kaiser GC (1979) Long-term results of myocardial revascularization. Am J Cardiol 44:1290
21. Waller JL, Hug CC, Nagle DM et al. (1981) Hemodynamic changes during fentanyl-oxygen anesthesia for aortocoronary bypass operation. Anesthesiology 55:212

Adalat intravenös bei Koronarspasmen – Fallbeispiele

W. RAFFLENBEUL [1]

Abbildung 1 demonstriert die Rückbildung eines Spasmus der proximalen rechten Koronararterie durch intrakoronare Injektion von 0,3 mg Adalat über 5 min. Es kommt dabei nicht zu einer sofortigen Spasmolyse, sondern erst als ein Abfall

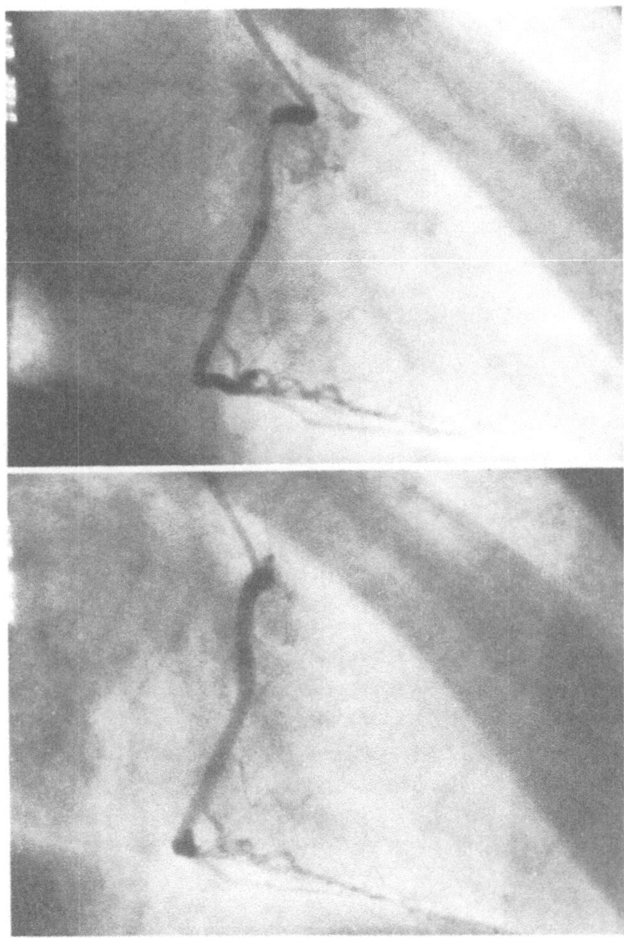

Abb. 1. Spasmus der proximalen rechten Herzkranzarterie vor (oben) und nach (unten) *intrakoronarer* Injektion von 0,3 mg Adalat

1 Medizinische Hochschule Hannover, Zentrum Innere Medizin, Kardiologie, Konstanty-Gutschow-Straße 8, 3000 Hannover 61

des Aortendruckes von systolisch 135 mm Hg auf 106 mm Hg der eine systemische Wirkung des injizierten Adalat anzeigt, löst sich auch der Spasmus.

Die direkte intrakoronare Applikation hat offensichtlich keine wesentlichen Vorteile im Hinblick auf eine raschere oder durchgreifendere Lyse von Koronarspasmen, ist aber insbesondere bei zu rascher Injektion mit zum Teil erheblicher negativ-inotroper Nebenwirkung belastet. Aus diesem Grund injizieren wir bei Koronarspasmen 1 mg Adalat (in 10 ml Lösung) über 7–10 min intravenös.

Abbildung 2 zeigt den koronardilatierenden Effekt einer solchen intravenösen Injektion auf einen Spasmus am Ramus interventricularis anterior.

Bei dieser Injektionsgeschwindigkeit kommt es höchstens zu einem geringfügigen Blutdruckabfall, der bei noch langsamerer Injektion vollständig verhindert werden kann.

Es muß allerdings betont werden, daß eine sublinguale Applikation von 20 mg Adalat innerhalb von 10 min ebenso deutlich koronardilatierend wirkt wie die intravenöse Injektion.

Abbildung 3 demonstriert die Rückbildung eines nicht ischämischen Spasmus am Hauptstamm der linken Herzkranzarterie unter 20 mg Adalat sublingual.

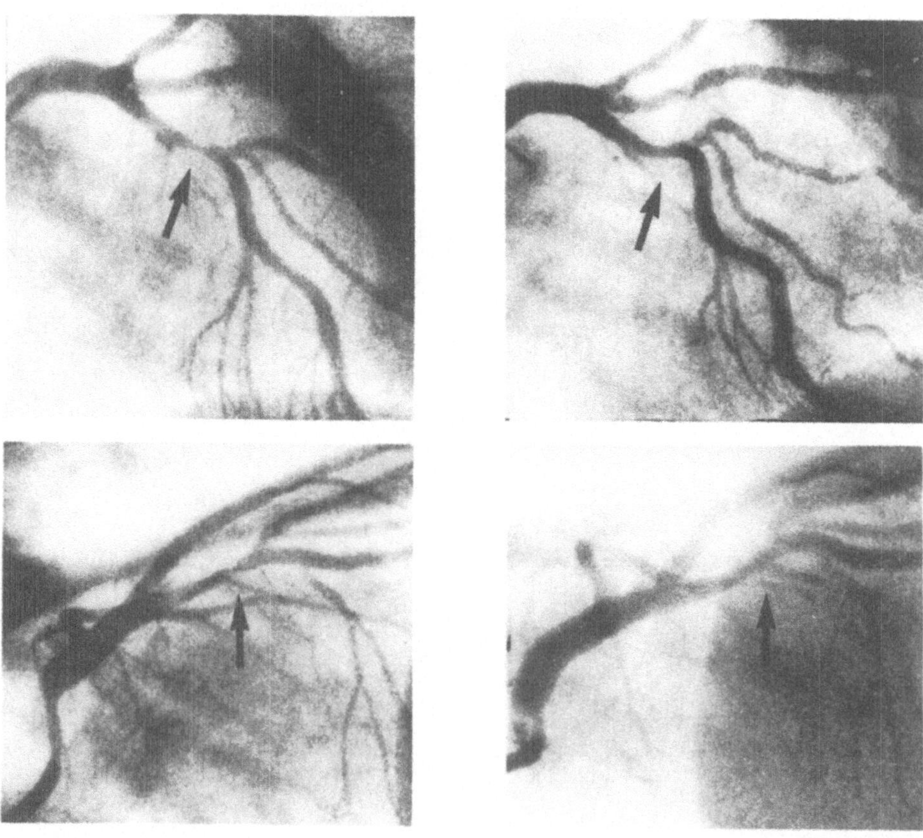

Abb. 2. Spasmus des Ramus interventricularis anterior vor (links) und nach (rechts) *intravenöser* Injektion von 1 mg Adalat

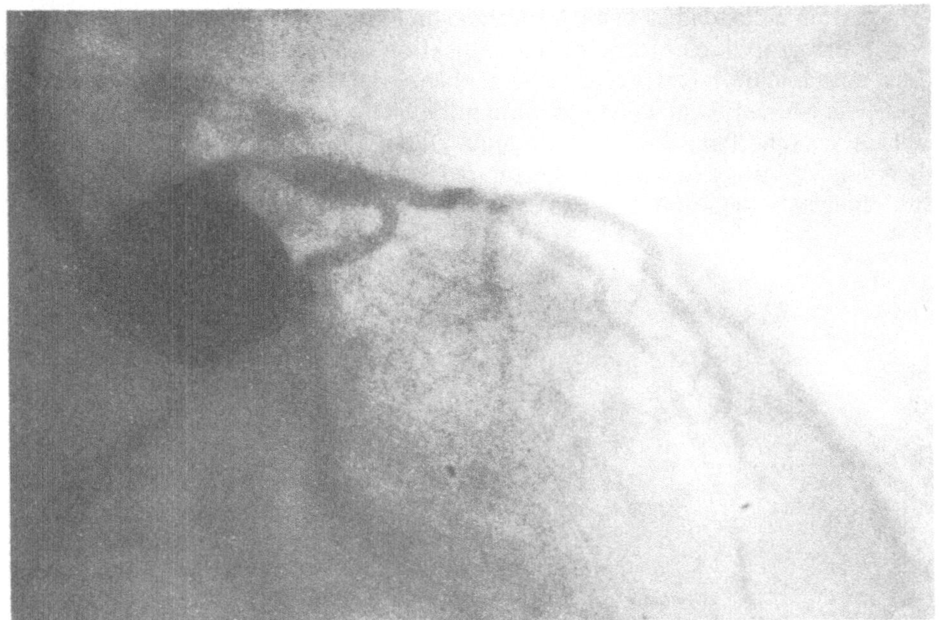

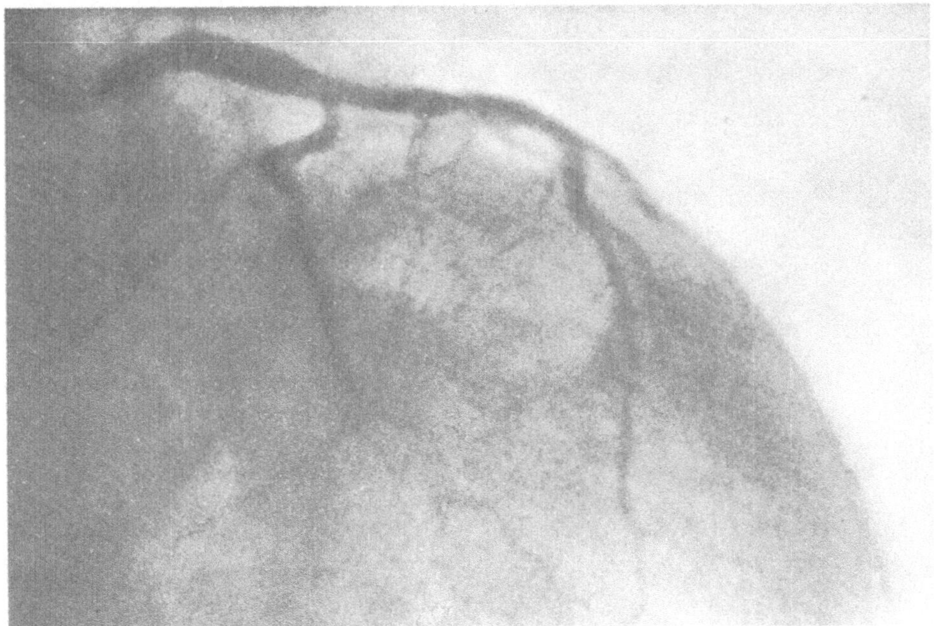

Abb. 3 A, B. Spasmus des Hauptstammes der linken Kranzarterie vor (**3 A**) und nach (**3 B**) *sublingualer* Gabe von 20 mg Adalat

Zusammenfassend ist beim Auftreten von Koronarspasmen während der Koronarangiographie eine intrakoronare Injektion von Adalat nicht indiziert; die intravenöse Injektion bzw. Infusion zeigt ebenso deutliche koronardilatierende Effekte wie eine sublinguale Applikation mit ausreichend hoher Dosierung, d. h. in aller Regel mit 20 mg Adalat sublingual. Dieses Vorgehen entspricht der akuten Behandlung von ischämischen Koronarspasmen mit entsprechenden EKG-Veränderungen in der klinischen Praxis.

Therapie der pulmonalen Hypertonie mit Nifedipin – Fallbeispiele *

D. Fassbender, H. Ohlmeier, H. Seggewiss, J. Vogt und U. Gleichmann

Einleitung

Zur Behandlung der pulmonalen Hypertonie sind in den letzten Jahren zahlreiche Berichte über die Anwendung von Vasodilatatoren erschienen [8, 11, 13, 14, 17, 18, 22–26].

Die Behandlung mit Nifedipin hat dabei besonderes Interesse gefunden [1–7, 9, 10, 12, 15, 16, 19–21].

Methodik

Seit 1981 haben wir bei 6 Frauen im Alter zwischen 20 und 55 Jahren und 4 Männern im Alter von 27–40 Jahren mit pulmonaler Hypertonie den Effekt von Nifedipin untersucht (Tabelle 1).

Tabelle 1. Klinische Daten bei 10 Patienten mit pulmonaler Hypertonie (PH). ° Klinische Beurteilung ohne invasive Kontrolle, NYHA = New York Heart Association

Patient	Sex	Alter	Besonderheiten	Verlauf NYHA		Wirkung auf PAPM von		
				→		Nitro-glyzerin	Hydra-lazin	Lopirin
1	w	20	Synkopen	III	I			
2	w	35	keine	III	I–II			
3	w	49	1968 Appetitzügler	II	I			
4	w	23	ASD-OP, Verdacht auf sekundäre PH	III	†		↑	
5	w	47	ASD; Verdacht auf sekundäre PH, OP	III	III			
6	w	55	Appetitzügler, Diabetes mellitus Hypertonie	III	III	−°		−°
7	m	24	Raucher, Kraftsport	II	III	↓		↑
8	m	27	Milzvenenthrombose, Splenektomie	II	†			
9	m	30	Synkope	II–III	II–III	−°	↓	
10	m	40	Hypertonie, Fettleber	III	III	−		−

* Herzzentrum Nordrhein-Westfalen, 4970 Bad Oeynhausen
  Kardiologische Klinik

Die Rechtsherzkatheteruntersuchung erfolgte über die V. femoralis. Messungen von Drucken und Herzzeitvolumen wurden mittels eines Swan-Ganz-Thermodilutionskatheters durchgeführt.

Durch Linksherzkatheteruntersuchung wurden linksventrikuläre Funktionsstörungen und Herzklappenfehler ausgeschlossen. Durch Lungenfunktionsuntersuchungen, Röntgenuntersuchungen des Thorax und Laboruntersuchungen wurden bedeutsame Lungengerüsterkrankungen, Ventilationsstörungen und Systemerkrankungen weitgehend ausgeschlossen. Die Messungen während der Rechtsherzkatheteruntersuchung wurden im Liegen durchgeführt. Nach der Registrierung der Ruhewerte wurden 10 mg Nifedipin sublingual verabreicht. Die Kontrollmessung erfolgte 10 min nach Medikamentenapplikation.

Bei den Patienten mit positivem Ergebnis der Akuttestung wurde eine Dauerbehandlung mit retardiertem Nifedipin weitergeführt. Die Kontrolluntersuchungen erfolgten nach 3–5 bzw. 15 Monaten.

Ergebnisse

Eine Übersicht über die Patienten, den weiteren Verlauf, die Wirkung anderer Vasodilatatoren auf den Pulmonalarterienmitteldruck (PAPM) sowie die Ergebnisse der Akuttestung sind in den Tabellen 1 und 2 dargestellt.

Die Diagnose einer vermutlich primären pulmonalen Hypertonie basierte auf dem Ausschluß von Herzfehlern, linksventrikulären Funktionsstörungen, Varizen, Thrombosen, Lungenerkrankungen und Kollagenerkrankungen.

Die Patientinnen Nr. 3 und Nr. 6 hatten vor 20 Jahren vorübergehend Appetitzügler eingenommen. Ihre Beschwerden begannen jedoch erst vor jeweils 1 bzw. 1½ Jahren. Zusätzlich lagen bei der Patientin Nr. 6 ein Nierenleiden, ein Diabetes mellitus und eine arterielle Hypertonie vor, so daß eine sekundäre Genese der pulmonalen Hypertonie nicht mit Sicherheit auszuschließen ist.

Tabelle 2. Akute Wirkung von Nifedipin 10 mg sublingual bei 10 Patienten mit pulmonaler Hypertonie (v = vor, n = nach Nifedipingabe)

Nr.	PAPM mm Hg			CI l/min · m^2			PAR dyn · s · cm^{-5}		
	v	n	$\Delta\%$	v	n	$\Delta\%$	v	n	$\Delta\%$
1	58	46	−21	2,5	2,9	+16	808	499	↓38
2	38	29	−24	2,8	3,5	+25	430	265	↓38
3	28	21	−25	3,8	3,8	0	251	194	↓22,5
4	53	59	+11	2,0	2,2	+10	1155	1227	↑ 6
5	42	47	+12	4,0	3,9	− 2,5	459	505	↑10
6	65	58	−10	1,5	1,4	− 7	2000	2005	±0
7	56	58	+ 4	2,6	2,2	−15	830	1007	↑18
8	81	73	−10	2,9	3,6	+24	1089	761	↓30
9	43	44	+ 3	2,5	2,1	−16	569	755	↑33
10	51	66	+22	1,7	2,3	+35	1150	1154	±0

Bei den Patientinnen Nr. 4 und Nr. 5 bestand ein Vorhof-Septum-Defekt. Die Patientin Nr. 5 litt zusätzlich an einer chronischen Polyarthritis. Bei beiden Patientinnen ist aufgrund des Vorhof-Septum-Defektes eine sekundäre Form der pulmonalen Hypertonie zu diskutieren.

Die Patienten Nr. 7–10 waren Männer mit jeweils relativ kurzer Anamnese von 1–5 Jahren. Patient Nr. 7 war starker Raucher und hatte eine leichte obstruktive Ventilationsstörung. Es fanden sich keine sonstigen Ursachen der pulmonalen Hypertonie. Patient Nr. 8 erlitt im Alter von 8 Jahren eine Milzvenenthrombose und wurde splenektomiert. Hier wurde zunächst eine sekundäre pulmonale Hypertonie infolge rezidivierender Lungenembolien vermutet. Die spätere Autopsie bestätigte jedoch das Vorliegen einer primär-vaskulären Form der pulmonalen Hypertonie.

Bei dem Patient Nr. 9 wurde bereits 2 Jahre zuvor an der Medizinischen Klinik der Universität Düsseldorf die Diagnose einer primär vaskulären pulmonalen Hypertonie gestellt, nachdem er beim Sport eine Synkope erlitten hatte. Bei Patient Nr. 10 bestanden als Zusatzerkrankungen eine arterielle Hypertonie, eine alkoholische Fettleber und eine Hyperurikämie.

Nur bei 4 Patienten führte die sublinguale Verabreichung von 10 mg Nifedipin zu einer meßbaren Senkung des Pulmonalarterienmitteldruckes und des pulmonalen Widerstandes (PAR). Es sind dies die Patientinnen Nr. 1–3 und der Patient Nr. 8. Bei diesen Patienten wurde eine chronische Nifedipin-Therapie durchgeführt. Diese Kasuistiken sollen im einzelnen besprochen werden.

Die 20 jährige Patientin klagte 2 Jahre vor der ersten Katheteruntersuchung über eine zunehmende Luftnot. Vor der stationären Aufnahme trat eine kardiale Dekompensation ca. ½ Jahr nach der Entbindung des 1. Kindes auf. Es fanden sich keine Hinweise für eine sekundäre pulmonale Hypertonie. Sie hatte wiederholt unter körperlicher Belastung Synkopen erlitten und litt bei der Aufnahme unter einer Luftnot vom Schweregrad III. Eine mehrwöchige Therapie mit Hy-

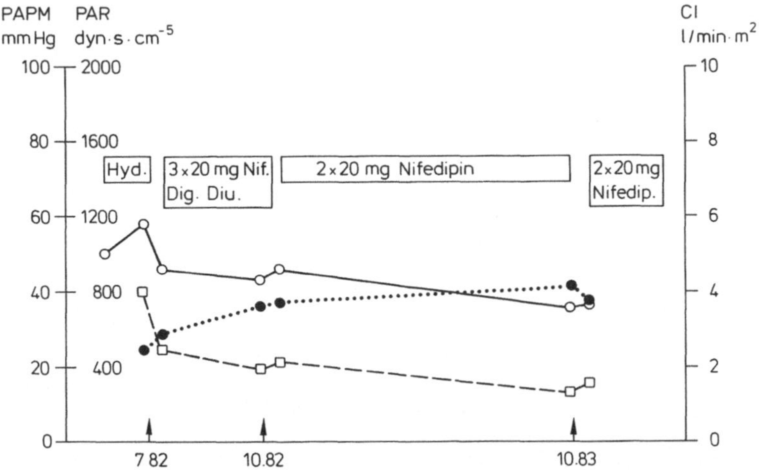

Abb. 1. Patient Nr. 1, 20 J., ○ = PAPM, □ = PAR, ● = CI. Hydr. = Hydralazin, Dig. = Digitalis, Diu. = Diuretika. Weitere Erläuterungen s. Text

dralazin führte zu keiner Besserung. Während dieser Therapie kam es zu einem Anstieg des Pulmonalarterienmitteldruckes von 50 auf 58 mm Hg. Bei der oralen Gabe von 10 mg Nifedipin fiel der Pulmonalarterienmitteldruck auf 46 mm Hg ab. Der pulmonale Widerstand sank von 808 auf 499 dyn·s·cm^{-5}, der Cardiacindex nahm von 2,5 auf 2,9 l/min·m^2 zu. Die Kontrolluntersuchung nach 3 Monaten zeigte einen geringen weiteren Abfall des pulmonalen Druckes auf 43 mm Hg und des Widerstandes auf 396 dyn·s·cm^{-5} bei gleichzeitigem Anstieg des Cardiacindex auf 3,6 l/min · m^2. Die Fortführung der Therapie wurde nach 1 Jahr erneut kontrolliert. Der Pulmonalarterienmitteldruck sank auf 36 mm Hg, der pulmonale Widerstand auf 286 dyn·s·cm^{-5}, der Cardiacindex stieg auf 4,2 l/min·m^2. Gleichzeitig kam es zu einer erheblichen Besserung der Beschwerden. Die Patientin konnte sich zunehmend belasten, war zunächst unter Alltagsbelastungen beschwerdefrei und geht jetzt regelmäßig wieder schwimmen. Die Therapiedauer umfaßt jetzt 27 Monate.

Die 2. Patientin ist eine 35jährige Hausfrau, die seit 1 Jahr unter zunehmender Luftnot litt. Sie hatte eine leichte Varikosis und eine frühere oberflächliche Thrombophlebitis. In der Kindheit hatte sie eine Tuberkulose. Kurzzeitig bestand eine Hyperthyreose. Zwei Entbindungen waren normal verlaufen. Bei der Aufnahme bestand eine Luftnot vom klinischen Schweregrad II–III.

Der Pulmonalarterienmitteldruck betrug 38 mm Hg und sank nach Nifedipin auf 29 mm Hg, gleichzeitig fiel der pulmonale Widerstand von 430 dyn·s·cm^{-5} auf 265 dyn·s·cm^{-5}, während der Cardiacindex von 2,8 auf 3,5 l/min·m^2 anstieg. Bei der Kontrolle 4 Monate nach der Therapie mit 3 × 20 mg Nifedipin bestand weiterhin ein guter Therapieeffekt. Bei der erneuten Akutgabe von 10 mg Nifedipin sublingual stieg der Cardiacindex von 3,6 auf 5,2 l/min · m^2, so daß es zu einer deutlichen Senkung des Widerstandes kam. Der Pulmonalarterienmitteldruck blieb jedoch unverändert. Der Patientin geht es unter Fortführung der Therapie unverändert gut. Die Behandlungsdauer beträgt jetzt 14 Monate. Sie klagt über gelegentliches schnelles Herzklopfen.

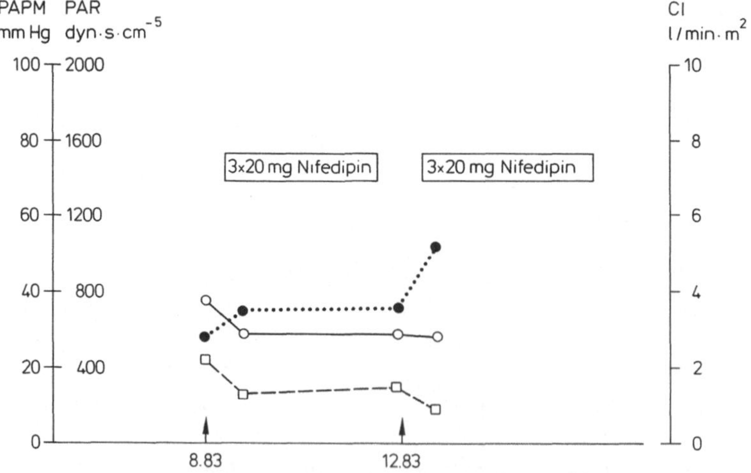

Abb. 2. Patient Nr. 2, 35 J., ○ = PAPM, □ = PAR, ●CI. Weitere Erläuterungen s. Text

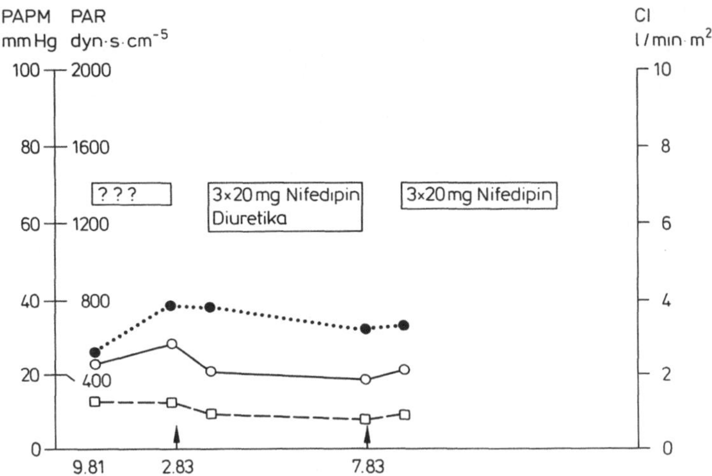

Abb. 3. Patient Nr. 3, 49 J., ○ = PAPM, □ = PAR, ● = CI. Weitere Erläuterungen s. Text

Die Aufnahme der 49jährigen Patientin erfolgte 1981 wegen einer Luftnot vom klinischen Schweregrad II und unangenehmem Herzklopfen. Vor etwa 20 Jahren habe sie vorübergehend maximal 20 Tabletten eines ihr jetzt nicht mehr erinnerlichen Appetitzüglers eingenommen. Sonstige Hinweise für das Vorliegen einer sekundären pulmonalen Hypertonie ergaben sich nicht.

Im September 1981 wurde ein Pulmonalarterienmitteldruck von 23 mm Hg gemessen, der pulmonale Widerstand betrug 262 dyn·s·cm^{-5}. Zwei Jahre später bei leicht zunehmenden Beschwerden betrug der Pulmonalarterienmitteldruck 28 mm Hg, der Widerstand war mit 251 dyn·s·cm^{-5} weitgehend unverändert bei einem höheren Cardiacindex von 2,8 l/min·m². Für den unterschiedlichen Cardiacindex ist der in der Zwischenzeit ausgewechselte HZV-Rechner verantwortlich.

Die akute Testung von 10 mg Nifedipin führte zu einer Senkung des Pulmonalarterienmitteldruckes auf 21 mm Hg und des Widerstandes auf 194 dyn · s · cm^{-5} bei unverändertem Cardiacindex von 3,8 l/min · m². Aufgrund dieses positiven Effektes wurde auch hier eine Weiterbehandlung mit 3 × 20 mg Nifedipin durchgeführt. Fünf Monate später war der Pulmonalarteriendruck mit 18 mm Hg normal, der Widerstand betrug 167 dyn·s·cm^{-5} bei geringem Abfall des Cardiacindex von 3,2 l/min·m². Die Patientin fühlt sich unverändert wohl und ist nach jetzt 20monatiger Behandlung beschwerdefrei.

Bei Patient Nr. 8 führte die akute Gabe von Nifedipin ebenfalls zu einer Druck- und Widerstandssenkung. Es handelt sich um einen 27jährigen Hauptschullehrer, der im Alter von 8 Jahren eine Milzvenenthrombose und eine Splenektomie erlitt. Zwei Jahre später kam es zu einer Ösophagusvarizenblutung. 1979 trat eine Pankreatitis mit Cholestasesyndrom auf. Zu diesem Zeitpunkt fielen ein partieller Rechtsschenkelblock und ein prominentes Pulmonalsegment auf. Wesentliche Beschwerden bestanden nicht. 1982 war es zu einer Zunahme der Luftnot gekommen, die im April 1983 dem Schweregrad III zuzuordnen war. Die kli-

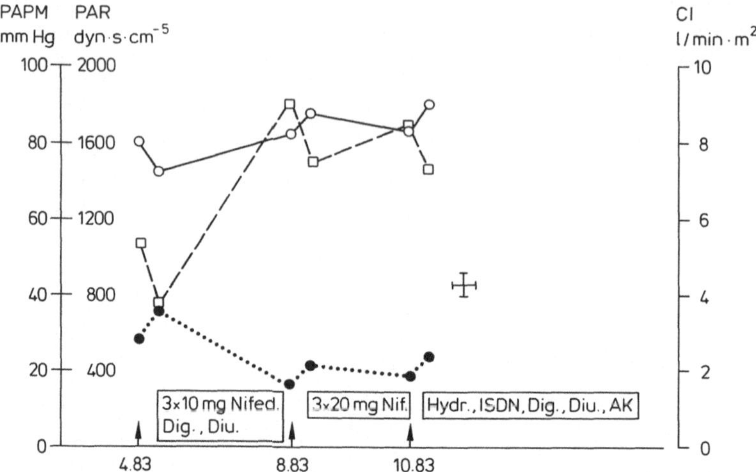

Abb. 4. Patient Nr. 8, 27 J., $\circ$ = PAPM, $\square$ = PAR, $\bullet$ = CI. Hydr. = Hydralazin, Dig. = Digitalis, Diu. = Diuretika, AK = Antikoagulanzien. Weitere Erläuterungen s. Text

nischen Befunde entsprachen dem Bild einer fortgeschrittenen pulmonalen Hypertonie.

Es fand sich ein Pulmonalarterienmitteldruck von 81 mm Hg. Bei einem Cardiacindex von 2,9 l/min·m^2 wurde ein pulmonaler Widerstand von 1980 dyn·s·cm^{-5} berechnet. Die Gabe von Nifedipin führte zu einer Senkung des Pulmonalarterienmitteldruckes auf 73 mm Hg und des Widerstandes auf 761 dyn·s·cm^{-5} bei gleichzeitigem Anstieg des Cardiacindex von 2,9 auf 3,6 l/min·m^2. Aufgrund dieses günstigen Effektes wurde die Behandlung mit Nifedipin weitergeführt. Vier Monate später fand sich jedoch erneut ein Anstieg des Pulmonalarterienmitteldruckes auf 83 mm Hg, des pulmonalen Widerstandes auf 1811 dyn·s·cm^{-5} bei einem Abfall des Cardiacindex auf 1,7 l/min·m^2. Da sich auch weitere 2 Monate später diese Befunde nicht wesentlich geändert hatten, und die erneute Nifedipingabe zu einem Anstieg des Pulmonalarterienmitteldruckes führte, wurde die Behandlung mit Isosorbiddinitrat und Hydralazin weitergeführt. Das Ergebnis dieser Therapie wurde invasiv nicht überprüft. Kurz darauf verstarb der Patient an akutem Rechtsherzversagen. Bei der Obduktion wurde die Diagnose einer primär-vaskulären pulmonalen Hypertonie bestätigt.

Bei den anderen 6 Patienten führte die akute Testung von Nifedipin zu keiner Drucksenkung. Bei allen Patienten bestanden klinische Hinweise für das Vorliegen einer fortgeschrittenen pulmonalen Hypertonie, wie sich dies auch bei der Katheteruntersuchung bestätigte. Ein mechanischer Pulsus alternans im rechten Ventrikel wies bei allen auf eine deutliche rechtsventrikuläre Funktionsstörung hin.

Die Patientin Nr. 4 ist zwischenzeitlich an Rechtsherzversagen verstorben. Erwähnenswert ist, daß bei dieser Patientin auch die Gabe von Hydralazin zu einem deutlichen Anstieg des Pulmonalarterienmitteldruckes führte.

Bei Patientin Nr. 6 konnte nur der gesamte pulmonale Widerstand ermittelt werden, da es nicht gelang, eine saubere PCW-Kurve zu registrieren. Vorangegangene medikamentöse Behandlung mit anderen Vasodilatatoren wie Nitroglyzerin und Lopirin hatten klinisch zu keiner Besserung geführt.

Bei Patient Nr. 7 wurde neben Nifedipin auch der Effekt von Lopirin invasiv kontrolliert. Unter Nifedipin blieb der Pulmonalarteriendruck unverändert, beim Abfall des Cardiacindex stieg der pulmonale Widerstand jedoch deutlich an. Nach Gabe von 6,5 mg Lopirin stieg der Pulmonalarterienmitteldruck von 53 auf 75 mm Hg an. Klinisch äußerte sich dies in einer akuten Verschlechterung mit Zunahme der Dyspnoe und Tachykardie. Durch zusätzliche Gabe von Nitroglyzerin gelang es, den Pulmonalarteriendruck wieder auf die Ausgangswerte zu senken.

Bei Patient Nr. 10 wurde zusätzlich zu Nifedipin der Effekt von Hydralazin und Lopirin untersucht. Wie Nifedipin zeigten auch die anderen beiden Vasodilatatoren keine Senkung des Pulmonalarterienmitteldruckes oder des pulmonalen Widerstandes.

Zusammenfassung

Aufgrund der Beobachtungen läßt sich feststellen, daß Nifedipin bei einzelnen Patienten mit pulmonaler Hypertonie in der Lage ist, den Pulmonalarterienmitteldruck sowie den pulmonalen Widerstand zu senken. Bei den 3 Patientinnen mit positivem Akuteffekt führte auch die Langzeitbehandlung nach 3 bzw. 15 Monaten zu einem kontrollierten Therapieeffekt. Auf der Basis zusätzlicher Telefoninterviews sind alle 3 Patientinnen auch nach 27, 14 bzw. 20 Monaten anhaltend gebessert.

Ein Patient mit akutem positivem Effekt auf Nifedipin verschlechterte sich trotz Weiterbehandlung während der nächsten Monate dramatisch und verstarb an akutem Rechtsherzversagen kurz nach Umstellung der Therapie auf andere Vasodilatatoren.

Diese Erfahrungen zeigen, daß bei Patienten mit pulmonaler Hypertonie ein Therapieversuch mit Nifedipin gerechtfertigt ist. Die Wirkung sollte jedoch durch invasive Untersuchungen kontrolliert werden. Bei positivem Akuteffekt ist der Versuch einer Langzeittherapie gerechtfertigt. Die Langzeittherapie bedarf jedoch ebenfalls der Kontrolle durch Rechtsherzkatheteruntersuchungen.

Literatur

1. Camerini F, Alberti E, Klugmann S, Salvi A (1980) Primary pulmonary hypertension: Effects of nifedipine. Br Heart J 44:352–356
2. Camerini F, Alberti E, Benussi B, Fioretti P, Klugmann S, Salvi A (1983) Nifedipine as an afterload reducing agent. In: Kaltenbach, Neufeld (eds) 5th International Adalat Symposium, Berlin 1982. Excerpta Medica, Amsterdam, pp 64–80
3. Dalal JJ, Griffiths BE, Henderson AH (1981) Primary pulmonary hypertension: Effects of nifedipine. Br Heart J 46:230–231
4. Douglas JS (1983) Hemodynamic effects of nifedipine in primary pulmonary hypertension. JACC 2:174–179

 5. Elliot CG, Vincent GM, Marshall H, Pearl J, Lappe DL (1982) Hemodynamic responses to oral nifedipine in primary pulmonary hypertension. Am Rev Resp Dis 125:273
 6. Feyter PJ De, Kerkkamp HJJ, Jong JP de (1983) Sustained beneficial effect of nifedipine in primary pulmonary hypertension. Am Heart J 105:333–334
 7. Fisher J, Borer JS, Moses JW, Goldberg HL, Niarchos A, Whitman H (1982) Pulmonary hypertension: Comparative effects of nifedipine versus hydralazine. Circulation 66:49
 8. Fishmann AP (1982) Editoral: Unexplained pulmonary hypertension. Circulation 65:651–652
 9. Gaßner A, Pichler M, Fridrich L, Sykora J, Tizek H, Lenz K (1983) Einfluß von Nifedipin auf die Hämodynamik bei präkapillärer pulmonaler Hypertension in Ruhe und unter Belastung. DMW 108:1790–1794
10. Guazzi MD, Polese A, Bartorelli A, Loaldi A, Fiorentini C (1982) Evidence of a shared mechanism of vasoconstriction in pulmonary and systemic circulation in hypertension: A possible role of intracellular calcium. Circulation 66:881
11. Heinrich U, Angehrn W, Steinbrunn W (1983) Behandlung der primären pulmonalen Hypertonie mit Phentolamin? Schweiz Med Wochenschr 113:145–148
12. Hohnloser S, Bonzel T, Wollschläger H, Zeiher A, Krause T, Just H (1983) Kontrollierte Therapie der pulmonalen Hypertonie mit Nifedipin im Kurz- und Langzeitversuch. Z Kardiol (Suppl 2) 72:52
13. Ikram H, Maslowski AH, Nicholls MG, Espiner EA, Hull FTL (1982) Haemodynamic and hormonal effects of captopril in primary pulmonary hypertension. Br Heart J 48:541–545
14. Kambara H, Fujimoto K, Wakabayaski A, Kawai C (1981) Primary pulmonary hypertension: Beneficial therapy by diltiazem. Am Heart J 101:230–231
15. Klugmann S, Fioretti P, Salvi A, Camerini F (1981) Acute and chronic effects of nifedipine in pulmonary hypertension. Europ Heart J (Suppl A) 2:164
16. Klugmann S, Salvi A, Camerini F (1982) Acute and chronic effects of nifedipine in primary and secondary pulmonary hypertension. Bull Europ Physiopath Resp 18:97
17. Krikler DM, Rowland E (1983) Clinical value of calcium antagonists in treatment of cardiovaskular disorders. J Am Coll Cardiol 1:355–365
18. Lupi-Herrera L, Sandoval J, Seoane M, Bialostozky D (1982) The role of hydralazine therapy for pulmonary arterial hypertension of unknown cause. Circulation 65:645–650
19. McLeod AA, Wise JR Jr, Daly K, Jewitt D (1981 a) Nifedipine in treatment of primary pulmonary hypertension. Brit Heart J 45:619
20. McLeod AA, Wise JR Jr, Daly K, Jewitt DE (1981) Nifedipine in primary and secondary pulmonary hypertension. Circulation 64:180
21. Mohiuddin SM (1981) Hemodynamic effects of nifedipine in severe primary pulmonary hypertension (PH). Circulation 64:297
22. Packer M, Greenberg B, Massie B, Dash H (1982) Deleterious effects of hydralazine in patients with pulmonary hypertension. N Engl J Med 306:1326–1331
23. Roskovec A, Minty K, Stradling J, Shepherd G, MacDermot J, Oakley CM (1982) Value of acute vasodilator studies in management of primary pulmonary hypertension. Circulation 66:49
24. Rich S, Ganz R, Levy PS (1983) Comparative actions of hydralazine, nifedipine and amrinone in primary pulmonary hypertension. Am J Cardiol 52:1104–1107
25. Rubin LJ, Peter RH (1980) Oral hydralazine therapy for primary pulmonary hypertension. N Engl J Med 306:69–73
26. Sill V, Priester G (1982) Primäre pulmonale Hypertonie. DMW 3:83–85

Wirkung von parenteraler Nifedipingabe bei pulmonaler Hypertonie – Fallbeispiele *

K. J. Henrichs, R. Erbel und J. Meyer

Alle Formen der pulmonalen Hypertonie führen zu einer Beeinträchtigung der rechtsventrikulären Funktion, die bei der chronischen pulmonalen Hypertonie durch rechtsventrikuläre Funktionsanpassung und Myokardhypertrophie zunächst kompensiert werden kann, jedoch in späteren Stadien häufig dekompensiert. Bei der akuten pulmonalen Hypertonie, wie es die hämodynamisch wirksame Lungenarterienembolie darstellt, kann es infolge der Nachlasterhöhung des rechten Ventrikels zu einer kritischen Abnahme des Herzzeitvolumens kommen und, hieraus resultierend, zu einer systemischen Hypoxämie, die ihrerseits durch bisher ungeklärte Mechanismen zur Vasokonstriktion im Lungenkreislauf führt und damit die Nachlast des rechten Ventrikels weiter erhöht. Neben einer evtl. möglichen Kausaltherapie (z. B. Thrombolyse oder Embolektomie bei der Lungenarterienembolie) und unabhängig von der Ätiopathogenese der pulmonalen Hypertonie sind Ansatzpunkte pharmakotherapeutischer Maßnahmen, neben der Verbesserung der Myokardfunktion, die Reduktion der Vorlast sowie der Nachlast.

Es ist fraglos, daß die Reduktion der Vorlast durch Nitroglyzerin bei pulmonaler Hypertonie zu einer Senkung des Pulmonalisdruckes und zu einer Abnahme der rechtsventrikulären diastolischen Wandspannung führt; jedoch ist die Nitroglyzeringabe nicht grundsätzlich von einer gewünschten Verbesserung des Herzzeitvolumens und des Schlagvolumenindex gefolgt, ja bei Patienten ohne erhöhten linksventrikulären enddiastolischen Druck führt Nitroglyzerin sogar zu einer Abnahme des Herzzeitvolumens [5, 6]. Die Verabreichung von Nitroglyzerin ist also bei der primären pulmonalen Hypertonie, aber auch bei der Lungenarterienembolie nicht grundsätzlich sinnvoll.

Der Einsatz von Vasodilatantien zur Nachlastsenkung des rechten Ventrikels sowohl bei der akuten pulmonalen Hypertonie als auch bei der chronischen pulmonalen Hypertonie erscheint als eine sinnvolle therapeutische Maßnahme [6].

Zunehmende Bedeutung als Nachlastsenker gewinnen die Kalziumantagonisten [4]; unter experimentellen Bedingungen zeigte sich Nifedipin, der klinisch anwendbare Kalziumantagonist mit der stärksten vasodilatorischen Potenz [2], als besonders wirksam, bei der Lungenarterienembolie die hypoxische Vasokonstriktion zu verringern und die Hämodynamik zu verbessern [3, 6, 7]. Bei Patienten mit chronischer pulmonaler Hypertonie wurde Nifedipin in oraler Form bereits erfolgreich eingesetzt [1, 4].

---

* Klinikum der J. Gutenberg-Universität, II. Medizinische Klinik und Poliklinik, Langenbeckstraße 1, 6500 Mainz

Im folgenden wird über die hämodynamische Wirkung von parenteraler Verabreichung von Nifedipin bei Patienten mit pulmonaler Hypertonie berichtet. Eine parenterale Verabreichung von Nifedipin kann aus pharmakokinetischen Gründen vorteilhafter sein als eine orale.

Methoden

Im Rahmen der Studie konnten bisher fünf Patienten beobachtet werden; bei drei Patienten wurde nach initial parenteraler Gabe eine orale Dauermedikation von Nifedipin fortgesetzt. Alle Patienten wurden einer eingehenden klinischen, laborchemischen und, soweit notwendig, einer röntgenologischen sowie nuklearmedizinischen Untersuchung unterzogen.

Nach Aufklärung und Einverständnisgabe der Patienten wurde von einer Armvene aus ein dreilumiger Swan-Ganz-Thermistor-Katheter eingeführt und für 48–72 h in der A. pulmonalis belassen. Das Herzminutenvolumen wurde nach der Thermodilutionsmethode (Cardiac-Output-Computer, Edwards) bestimmt, der Cardiacindex wurde nach den üblichen Formeln errechnet; ferner wurden wiederholt rechtsatrialer Druck, systolischer und diastolischer sowie mittlerer Druck der Pulmonalarterie und der arterielle Blutdruck (unblutig) gemessen. Arterieller Mitteldruck sowie systemarterielle und pulmonalarterielle Widerstände wurden nach den gängigen Formeln aus den Meßgrößen errechnet.

Nach initialer Messung der hämodynamischen Größen wurde Nifedipin intravenös infundiert, beginnend mit einer Dosis von 0,7 mg/h; in Abhängigkeit der hämodynamischen Wirkung erfolgte eine Dosiserhöhung auf max. 1,2 mg/h. Nifedipin wurde parenteral maximal 48 h verabreicht.

Fallbeispiele

1. E. S., weiblich, 54 Jahre

Mit 44 Jahren Mitralklappenersatz wegen Mitralstenose, mit 46 Jahren Diagnose einer paravalvulären Leckage, eine operative Revision wurde damals von der Patientin abgelehnt. Seit 1982 rezidivierende Rechtsherzdekompensation bei pulmonaler Hypertonie. Anläßlich einer Herzkatheteruntersuchung im Jahre 1983 wurde über die Mitralklappe ein diastolischer Druckgradient von 16 mm Hg gemessen. Damals fand sich ein pulmonalarterieller Mitteldruck von 55 mm Hg. Jetzige Aufnahme wegen erneuter Rechtsherzdekompensation mit Dyspnoe, Zyanose, Leberstauung, Aszites sowie Oedemen, klinischer Nachweis einer Trikuspidalinsuffizienz.

Unter diuretischer Therapie, Digitalisierung und parenteraler Nitrattherapie erfolgte eine nur mäßige Rekompensation. Der mittlere Pulmonalarteriendruck konnte von 59 mm Hg auf 32 mm Hg gesenkt werden; der zentralvenöse Druck sank von 22 mm Hg auf 12 mm Hg; im Anschluß daran wurde die parenterale Ni-

Tabelle 1. Hämodynamik bei E.S. unter parenteraler Nifedipintherapie

Periode	AP mm Hg	PA mm Hg	RA mm Hg	CI l/min·m²	PVR dyn·s·cm⁻⁵
Basis	110	32	12	2,3	1 113
Nif. 0,7 mg/h 30 min	90	26	11	2,4	867
Nif. 1,2 mg/h 2 h	90	28	11		
Nif. 1,2 mg/h 6 h	95	30	11	2,4	1 000
Nif. 1,2 mg/h 10 h	106	31	10	2,1	1 181

trattherapie ausschleichend beendet und nach einer Latenz von 4 h wurde Nifedipin in einer Dosis von 0,7 mg/h parenteral verabreicht. Der Einfluß von Nifedipin auf die Hämodynamik ist in Tabelle 1 dargestellt.

Unter Nifedipin kam es innerhalb von 20 min zu einer deutlichen Senkung der Drücke im kleinen Kreislauf sowie zu einer deutlichen Senkung der systemarteriellen Druckwerte. Jedoch nach 3 h zeigte sich ein mäßiger Wiederanstieg des pulmonalarteriellen Druckes, eine Dosiserhöhung von Nifedipin hatte keinen Einfluß auf den Wiederanstieg der Drücke. Nach 10 h waren die Ausgangswerte wieder erreicht, das subjektive Befinden der Patientin war deutlich verschlechtert. Danach wurde die Nifedipinbehandlung beendet; unter ausschleichender Dosierung kam es nicht zu einer wesentlichen Änderung der Hämodynamik.

2. W. K., männlich, 60 Jahre

Seit Jahrzehnten Unterschenkelvarikosis und rezidivierende Beinvenenthrombose; 1960 und 1976 Lungenarterienembolie; arterielle Hypertonie seit 10 Jahren. Jetzige stationäre Aufnahme wegen Dyspnoe bei Sinustachykardie und Rechtsschenkelblock und klinischen Zeichen einer Beinvenenthrombose rechts.

Szintigraphisch konnten ein Perfusionsausfall des rechten Lungenoberlappens sowie Perfusionsausfälle des linken Lungenunterlappens nachgewiesen werden. Bei der Pulmonalisangiographie wurden ein großer reitender Thrombus der rechten Pulmonalarterie mit kompletter Verlegung der Oberlappenarterie sowie Perfusionsausfälle beider Lungenunterlappen gefunden. Ein Mitteldruck von 62 mm Hg wurde im Pulmonalishauptstamm gemessen. Eine thrombolytische Therapie mit Streptokinase wurde über 48 h durchgeführt. Hierunter kam es zu einer Senkung des Pulmonalarterienmitteldruckes auf 48 mm Hg. Im Anschluß daran wurde eine parenterale Nifedipinbehandlung durchgeführt (Abb. 1). Unter Nifedipin kam es zu einer Senkung des systemischen und auch des pulmonalarteriellen Widerstands bei deutlichem Anstieg des Cardiacindex. Wegen der chronischen pulmonalen Hypertonie wurde der Patient auf eine orale Dauermedikation von Nifedipin (60 mg/die) gesetzt. Eine hämodynamische Kontrolluntersuchung nach 3 Monaten wurde vom Patienten abgelehnt.

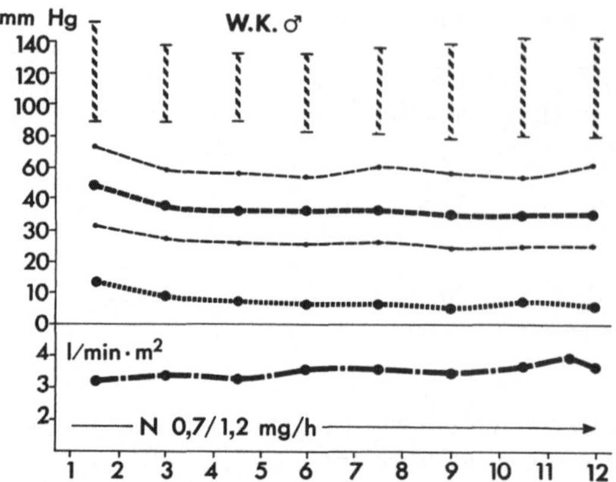

Abb. 1. Darstellung der Hämodynamik im Verlauf von 48 h unter parenteraler Nifedipintherapie. Im oberen Teil Verlauf des RR, im mittleren Teil des systolischen, diastolischen und mittleren pulmonalarteriellen Drucks und darunter des rechtsatrialen Drucks, im unteren Teil Verlauf des Cardiacindex. Im Verlauf von 4 h nach Beginn der Nifedipininfusion (0,7 mg/h) deutliche Senkung der pulmonalarteriellen Drücke. Nach Dosiserhöhung auf 1,2 mg/h keine weitere Senkung der Druckwerte im kleinen Kreislauf. Anstieg des Cardiacindex um 29%. Senkung des pulmonalarteriellen Widerstandes von 1250 dyn·s·cm^{-5} auf 821 dyn·s·cm^{-5}

3. K. S., männlich, 55 Jahre

Aufnahme wegen akuter Lungenarterienembolie bei Zustand nach Hüftgelenksersatz 72 h vorher. Eine Pulmonalisangiographie sowie eine Perfusionsszintigraphie wurden bei diesem Patienten nicht durchgeführt. Der Patient wurde therapeutisch heparinisiert.

Initial fand sich ein Pulmonalisdruck von 48/26 mm Hg bei einem Mitteldruck von 33 mm Hg sowie ein Cardiacindex von 2,8 l/min·m²; es wurde eine parenterale Nifedipintherapie in einer Dosis von 1,2 mg/h über 48 h durchgeführt. Die Änderung der Hämodynamik unter Nifedipininfusion ist in Abb. 2 dargestellt. Es zeigte sich eine deutliche Senkung der systemarteriellen und pulmonalarteriellen Widerstände mit leichtem Anstieg des Cardiacindex auf 3,4 l/min·m².

Nach 48 h wurde die parenterale Nifedipintherapie ausschleichend beendet, ohne daß es zu einem wesentlichen Anstieg des pulmonalarteriellen Widerstandes kam.

4. S. P., weiblich, 25 Jahre

Circa 6 Monate vor Aufnahme erstmals Belastungsdyspnoe sowie rezidivierend Herzrasen und mehrere Synkopen. Bei Aufnahme Ruhedyspnoe, Leberstauung, Aszites sowie ausgeprägte Beinödeme. Unter diuretischer Therapie und Digitalisierung gute Ausschwemmung der Ödeme mit einer Gewichtsreduktion von 8 kg in 6 Tagen. Der zentralvenöse Druck sank von 25 mm Hg auf 10 mm Hg, der pulmonalarterielle Mitteldruck konnte von 59 mm Hg auf 50 mm Hg gesenkt werden

Abb. 2. Darstellung der Hämodynamik im Verlauf von 48 h unter parenteraler Nifedipintherapie (1,2 mg/h). Darstellung von RR, pulmonalarteriellen und rechtsatrialen Drücken entsprechend Abb. 1. Deutliche Senkung der Druckwerte im kleinen Kreislauf und Anstieg des Cardiacindex in den ersten 12 h nach Beginn der Nifedipintherapie mit geringem Wiederanstieg des pulmonalarteriellen Drucks danach. Senkung des pulmonalarteriellen Widerstands von 942 dyn·s·cm^{-5} auf 666 dyn·s·cm^{-5}

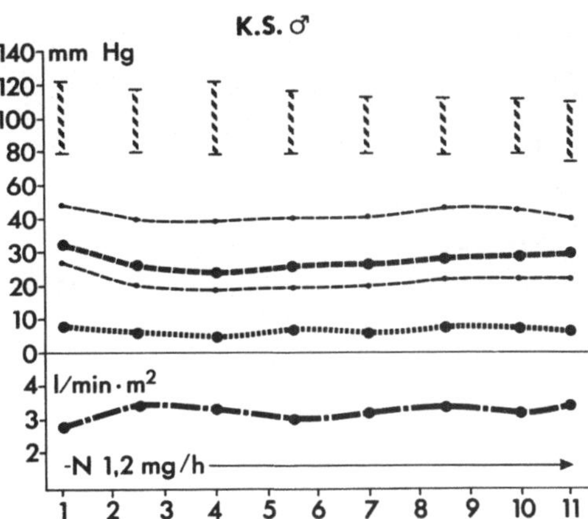

Tabelle 2. Hämodynamik bei S.P. unter parenteraler Nifedipintherapie und Umstellung auf orale Medikation

Periode	$\overline{AP}$ mm Hg	$\overline{PA}$ mm Hg	$\overline{RA}$ mm Hg	CI l/min·m²	PVR dyn·s·cm^{-5}
Basis	103	50	10	2,5	1 600
Nif. 0,7 mg/h 30 min	100	45	8		
Nif. 1,2 mg/h 4 h	98	39	6		
Nif. 1,2 mg/h 24 h	96	38	5	3,4	894
Nif. oral 120 mm/die	101	41	4		

mit einer deutlichen Besserung des subjektiven Befindens. Nach Reduktion der diuretischen Therapie wurde über 24 h keine Änderung der Hämodynamik beobachtet; nach dieser Latenz wurde die parenterale Nifedipininfusion in einer Dosis von 0,7 mg/h begonnen und innerhalb von 4 h auf 1,2 mg/h erhöht.

Die Wirkung von Nifedipin auf die Hämodynamik ist in Tabelle 2 dargestellt. Es kam zu einer deutlichen Reduktion des Druckes im kleinen Kreislauf, ohne wesentliche Änderung des systemarteriellen Druckes. Nach 36 h parenteraler Therapie wurde auf eine orale Dauermedikation von 120 mg/die umgestellt. Die Hämodynamik unter oraler Medikation ist ebenfalls in Tabelle 2 dargestellt. Unter dieser Dauermedikation wurde die Patientin aus der stationären Behandlung entlassen. Circa 5 Monate nach Entlassung wurde Nifedipin abgesetzt, worauf die Patientin innerhalb von 3 Tagen dekompensierte und einer stationären Behandlung bedurfte. Hämodynamische Kontrolluntersuchungen konnten bisher nicht durchgeführt werden.

5. G.G., männlich, 52 Jahre

Mit 27 Jahren erstmalig Auftreten von Luftnot und Beinödemen, in den letzten 20 Jahren jährliche Krankenhausaufenthalte wegen Rechtsdekompensation.

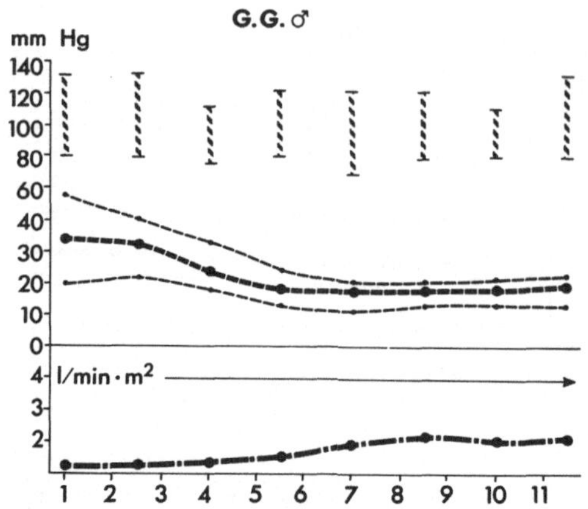

Abb. 3. Darstellung der Hämodynamik entsprechend Abb. 1 im Verlauf von 48 h unter parenteraler Nifedipintherapie (1,2 mg/h). Der Cardiacindex wurde errechnet aus AVD des O_2-Gehalts. Im Verlauf von 24 h kam es zu einer Normalisierung der Druckwerte im kleinen Kreislauf, die nach Umstellung auf orale Nifedipingabe von 60 mg/die anhielt. Senkung des pulmonalarteriellen Widerstands von 1750 dyn·s·cm^{-5} auf 909 dyn·s·cm^{-5}

1979 wurde eine Herzkatheteruntersuchung durchgeführt und die Diagnose einer primären pulmonalen Hypertonie gestellt. Bereits damals wurden eine Trikuspidalklappeninsuffizienz sowie eine Pulmonalklappeninsuffizienz gefunden. In der A. pulmonalis wurde ein Druck von 58/16 mm Hg bei einem Mitteldruck von 32 mm Hg gemessen. Der pulmonalarterielle Widerstand wurde mit 640 dyn·s·cm^{-5} errechnet. Die jetzige stationäre Aufnahme erfolgte wegen erneuter Dekompensation mit Dyspnoe, Ikterus, Aszites sowie Beinödemen und einer ausgeprägten Anämie im Rahmen einer Magenblutung bei ausgeprägter Stauungsgastritis. Unter Blutsubstitution und diuretischer Therapie stellte sich eine schnelle Besserung des klinischen Zustandes ein. Es wurde eine laufende hämodynamische Überwachung durchgeführt; bei Aufnahme fanden sich ein Druck von 58/20 mm Hg und ein Mitteldruck von 33 mm Hg; unter der initialen Therapie ergab sich keine Änderung dieser Druckwerte. Während dieser Behandlung nahm der Patient 3 kg an Gewicht ab; Beinödeme waren nicht mehr feststellbar und es kam zu einem Rückgang des Aszites. Im Anschluß daran wurde die parenterale Nifedipintherapie begonnen, zunächst in einer Dosis von 0,7 mg/h; nach 6 h wurde die Dosis auf 1,0 mg/h erhöht.

Die Hämodynamik unter parenteraler Nifedipintherapie ist in Abb. 3 dargestellt. Es kam innerhalb von 2 Tagen zu einer Normalisierung der Druckwerte im kleinen Kreislauf, die auch nach Umstellung auf orale Medikation in einer Dosis von 60 mg/die anhielt.

Literatur

1. Camerini F, Alberti E, Benussi B, Fioretti B, Klugmann S, Salvi A (1983) Nifedipine as an afterload reducing agent. In: 5th International Adalat Symposium, held in Berlin, 1982. Excerpta Medica, Amsterdam Oxford Princeton, pp 64–78
2. Fleckenstein A, Fleckenstein-Grün G (1980) Cardiovascular protection by Ca^{++}-antagonists. Eur Heart J (Suppl B), pp 15–16
3. Kennedy T, Summer W (1982) Inhibition of hypoxic pulmonary vasoconstriction by nifedipine. Am J Cardiol 50:864–868

4. Klugmann S, Fioretti P, Salvi A, Camerini F (1980) Afterload reducing agents in congestive cardiomyopathy; a study with a calcium antagonist drug: nifedipine. Eur Heart J (Suppl B) 1:49–53
5. Polensky A, Lehmann HU, Hochrein H (1984) Beeinflussung der Hämodynamik beim akuten normotensiven Myokardinfarkt durch Nitrendipin, einem Kalzium-Antagonisten vom Nifedipin-Typ, im Vergleich mit Isosorbid-Di- und 5-Mononitraten. Intensivmed 21:245–250
6. Strauer BE (1984) Pathophysiologie und Klinik der Lungenembolie. Internist 25:108–125
7. Young TE, Lundquist LJ, Chesler E, Weir EK (1983) Comparative effects of nifedipine, verapamil, and diltiazem on experimental pulmonary hypertension. Am J Cardiol 51:195–200

Ischämietoleranz unter intrakoronar verabreichtem Nifedipin während transluminaler Koronarangioplastie [*]

V. Hombach, H. W. Höpp, D. W. Behrenbeck, M. Fuchs,
A. Osterspey und H. H. Hilger

Einleitung

Aufgrund tierexperimenteller und klinischer Erfahrungen kann man erwarten, daß die Erfolgsrate einer Ballondilatation von der Lage und der Anatomie der Stenose, der Länge der Inflationsdauer und der Höhe des Inflationsdrucks abhängen [5, 13]. So können nach eigenen Erfahrungen in der Regel bei Inflationsdauern von 45–60 s und einem hohen Inflationsdruck von 6-8-12 atm relativ günstige hämodynamische Erfolge der Stenosereduktion erzielt werden. Auf der anderen Seite wächst mit zunehmender Inflationsdauer auch die Gefahr der zunehmend stärkeren Beeinträchtigung der linksventrikulären Funktion, wodurch potentiell Blutdruckabfälle und besonders bedrohliche ventrikuläre Arrhythmien induziert werden können. Aus diesem Grunde hat man sich in den letzten Jahren bemüht, mit Hilfe physiologischer Methoden, z. B. der Perfusion der betroffenen Herzkranzarterie mit arteriellem Blut [7, 11] oder mit pharmakologischen Maßnahmen wie der intrakoronaren Applikation von Nitroglyzerin [4] eine gewisse Myokardprotektion zu ermöglichen. Wir haben in einer Pilotstudie die Wirkung von intrakoronar verabreichtem Nifedipin auf die Ischämietoleranz des menschlichen Herzens während therapeutisch notwendiger perkutaner transluminaler Koronarangioplastien überprüft.

Patienten

Es wurden insgesamt 12 männliche Patienten im Alter von 38–66 Jahren untersucht (Tabelle 1). Vier dieser Patienten hatten einen alten Myokardinfarkt erlitten, bei 3 Patienten war der Infarkt durch Verschluß eines Gefäßes hervorgerufen, welches nicht dem zu dilatierenden Koronargefäß entsprach. Stenosen des Ramus descendens anterior lagen bei 11 Patienten vor und eine Stenose der rechten Koronararterie bei einem weiteren Patienten. Zwei Patienten wiesen eine Vorderwandhypokinesie und weitere 2 Patienten eine spätsystolische Auswärtsbewegung der Vorderwand (Dyskinesie) auf, während 3 Patienten eine Hinterwandhypokinesie während der lävokardiographischen Analyse aufwiesen. Die Patienten wurden in nüchternem Zustand untersucht und behandelt; sie hatten bis zum

---

[*] Medizinische Universitätsklinik III, Schwerpunkt Kardiologie, 5000 Köln 41

Tabelle 1. Übersicht über die klinischen und angiographischen
Befunde der 12 untersuchten Patienten

Patientenkollektiv	
Gesamtzahl männlicher Patienten	12 Patienten
Alter	38–66 Jahre
Alter Myokardinfarkt	4 Patienten
Alter Myokardinfarkt im Nicht-PTCA-Gefäß	3 Patienten
Stenosen der LAD	11 Patienten
Stenose der RCA	1 Patient
LV-Ejektionsfraktion über 50%	12 Patienten
Vorderwandhypokinesie	2 Patienten
Vorderwanddyskinesie (spätsystolisch)	2 Patienten
Hinterwandhypokinesie	3 Patienten

Abend vor der Untersuchung ein Langzeitnitrat und Nifedipin oral zu sich genommen, am Morgen vor der Untersuchung wurde, wie in den drei vorhergehenden Tagen, ein Thrombozytenaggregationshemmer verabreicht (Colfarit), die Behandlung selber wurde bei leichter Sedierung der Patienten durchgeführt. Die Patienten wurden eingehend über Vorgehen und Methode der perkutanen transluminalen Koronarangioplastie unterrichtet sowie über die beabsichtigte intrakoronare Gabe von Nifedipin und deren mögliche Nebenwirkungen und gaben ihr schriftliches Einverständnis zu der Untersuchung.

Methodik

Da die angiographischen Voruntersuchungen der Patienten in der Regel mehrere Monate zurücklagen, wurde bei allen eine Kontrollkoronarographie nach der Judkins-Methode vorgenommen. Nach erneuter Dokumentation von Lage und Schweregrad der Stenose wurde ein Dilatationskatheter G-20-30 bzw. in einem Fall ein Doppelballonkatheter [8] in das stenosierte Gefäß vorgeführt und der Katheter so weit in das Gefäß vorgeschoben, daß die Stenose etwa in die Mitte des Ballons zu liegen kam. Hierauf wurde zunächst eine erste Ballondilatation ohne Nifedipin durchgeführt; die Inflationsdauern betrugen zwischen 45 und 70 s. Hierbei wurden das Extremitäten-EKG, der Aortendruck und der distale Verschlußdruck über den Druck- und Spülkanal des Ballonkatheters gemessen, bei einem Patienten konnten während der Inflation ohne und mit Nifedipin rechtsventrikulärer und linksventrikulärer Druck gemessen werden. Nach Beendigung der Inflationsperiode,während derer in 15-s-Abständen Druck und EKG registriert wurden, wurde der Ballonkatheter zurückgezogen, damit ein freier Fluß über die Koronararterie von 3–5 min ermöglicht wurde. Danach erfolgte eine erneute Sondierung des stenosierten Gefäßes mit dem Dilatationskatheter, da in allen Fällen die Stenose noch nicht genügend reduziert war. Bei gleicher Lage des Inflationskatheters wurden wiederum über den Spülkanal des Dilatationskatheters über einen Zeitraum von 30–60 s 0,2 mg Nifedipin intrakoronar regional appliziert. Etwa 2–4 min nach Beendigung der Injektion wurde eine erneute Inflation von jeweils dem gleichen Ballondruck und gleich langer Inflationsperiode durchgeführt, während derer wiederum zu nahezu identischen Zeitpunkten Aortendruck und distaler Verschlußdruck sowie das EKG aus den Extremitätenableitungen registriert wurden.

Die auftretende Angina pectoris wurde in vier Grade eingeteilt, wobei Grad 1 Beschwerdefreiheit entsprach, Grad 2 einer mäßiggradigen, Grad 3 einer starken und Grad 4 einer massiven Angina pectoris entsprachen. Zur Messung des rechtsventrikulären bzw. des linksventrikulären Drucks während Inflation ohne und mit Nifedipin bei einem Patienten mit Dilatation einer rechten Koronararterie wurden EKG und Druckkurven mit einem Vorschub von 25 mm/s registriert, um eine genügend genaue Messung der enddiastolischen Drücke und der systolischen Drücke zu gewährleisten. Es wurden jeweils die Aortendruckwerte und die Herzfrequenzen einmal unmittelbar vor Beginn der Inflationsperiode sowie am Ende der Inflationsperiode ohne und mit Nifedipin gemessen bzw. ausgerechnet. Zur Bestimmung der ischämischen EKG-Veränderungen wurde die Summe der in den 6 Extremitätenableitungen auftretenden ST-Segment-Alterationen, d. h. Hebungen und Senkungen und deren Abweichungen von der isoelektrischen Nullinie, ausgemessen. Die am Ende der Inflationsperiode unmittelbar nach Ablassen des Ballondrucks gemessenen Summen der ST-Segment-Alterationen in den Einthoven- und Goldberger-Ableitungen konnten so vor und nach Gabe von intrakoronarem Nifedipin verglichen werden. Der Grad der Angina-pectoris-Symptomatik wurde anhand der vier Graduierungszahlen vor und nach Gabe von Nifedipin verglichen.

Die angegebenen Werte sind als Mittelwerte und Standardabweichungen angegeben. Die Prüfung auf signifikante Unterschiede erfolgte mit dem t-Test für gepaarte Werte, das Signifikanzniveau wurde auf 5% festgelegt.

Ergebnisse

Vor Inflationsbeginn lag der systolische Aortendruck nach Gabe von Nifedipin signifikant unter dem Wert vor Medikation (Tabelle 2). Der diastolische Aortendruck und der mittlere Aortendruck waren nach Nifedipin nicht signifikant niedriger, die Herzfrequenz war ebenfalls nach Nifedipingabe nicht signifikant höher. Am Ende der Inflationsperiode lagen im Gesamtkollektiv nach Gabe von Nifedipin systolischer, diastolischer und mittlerer Aortendruck nicht signifikant niedriger, wenn diese Werte mit denjenigen vor intrakoronarer Applikation verglichen wurden (Tabelle 3). Die Herzfrequenz lag am Ende der Inflationsperiode unter Nifedipin signifikant höher als ohne Medikation.

Die Summe der ST-Segment-Alterationen lag nach Injektion von Nifedipin mit $7,6 \pm 4,8$ mm signifikant niedriger als vor Applikation des Medikamentes ($13,1 \pm 5,9$ mm) (Abb. 1). Bei drei Patienten war der Angina-pectoris-Grad geringer, bei 6 Patienten gleich und bei 2 Patienten war der Grad der Angina pectoris unter Nifedipin stärker als vor Gabe des Medikaments (Tabelle 4).

Die bei einem Patienten während Dilatation einer rechtskoronaren Stenose gemessenen Druckwerte im rechten und linken Ventrikel sind in Tabelle 5 ange-

Tabelle 2. Hämodynamische Wirkung von 0,2 mg Nifedipin intrakoronar vor Beginn der Inflation während transluminaler Koronarangioplastie. o.N.: ohne Nifedipin, m.N.: nach ik-Gabe von Nifedipin, n.s.: nicht signifikant, bpm: Schläge/min = beats per minute

Systolischer Aortendruck	o.N.	133,3 ± 17,1 mm Hg
p < 0,025)	m.N.	122,5 ± 19,9 mm Hg
Diastolischer Aortendruck	o.N.	82,7 ± 9,3 mm Hg
	m.N.	82,1 ± 13,2 mm Hg
Mittlerer Aortendruck	o.N.	100,0 ± 10,9 mm Hg
(p < 0,1 n.s.)	m.N.	95,2 ± 15,2 mm Hg
Herzfrequenz	o.N.	90,0 ± 15,6 bpm
(p < 0,1 n.s.)	m.N.	95,0 ± 13,5 bpm
Druckfrequenzprodukt	unverändert	

Tabelle 3. Hämodynamische Wirkung von 0,2 mg Nifedipin intrakoronar am Ende der Inflationsperiode; verglichen sind die jeweiligen Werte zu identischen Zeitpunkten vor Deflation des Ballons. o.N.: ohne Nifedipin, m.N.: nach ik-Gabe von Nifedipin, n.s.: nicht signifikant, bpm: Schläge/min = beats per minute

Systolischer Aortendruck	o.N.	127,3 ± 18,2 mm Hg
(n.s.)	m.N.	120,5 ± 18,2 mm Hg
Diastolischer Aortendruck	o.N.	89,0 ± 12,3 mm Hg
(n.s.)	m.N.	84,9 ± 13,8 mm Hg
Mittlerer Aortendruck	o.N.	102,6 ± 14,6 mm Hg
(n.s.)	m.N.	98,0 ± 13,8 mm Hg
Herzfrequenz	o.N.	91,7 ± 13,6 bpm
(p < 0,05)	m.N.	100,8 ± 13,4 bpm
Druckfrequenzprodukt signifikant höher nach Nifedipin		

Tabelle 4. Elektrokardiographische und subjektive Veränderungen am Ende der Inflationsperiode während PTCA vor und nach intrakoronarer Gabe von 0,2 mg Nifedipin; verglichen sind wiederum die Werte zu identischen Zeitpunkten vor Deflation des Ballonkatheters. Die Summe der ST-Streckenänderungen wurde aus der Summe der ST-Segment-Senkungen plus den ST-Strecken-Hebungen in den korrespondierenden Ableitungen (Einthoven- und Goldberger-Ableitungen) errechnet. o.N.: ohne Nifedipin, m.N.: nach ik-Gabe von Nifedipin

Summe der ST-Änderungen	o.N.	13,1 ± 5,9 mm
(p < 0,01)	m.N.	7,6 ± 4,8 mm
Angina pectoris geringer:		3 Patienten
Angina pectoris gleich:		6 Patienten
Angina pectoris stärker:		2 Patienten

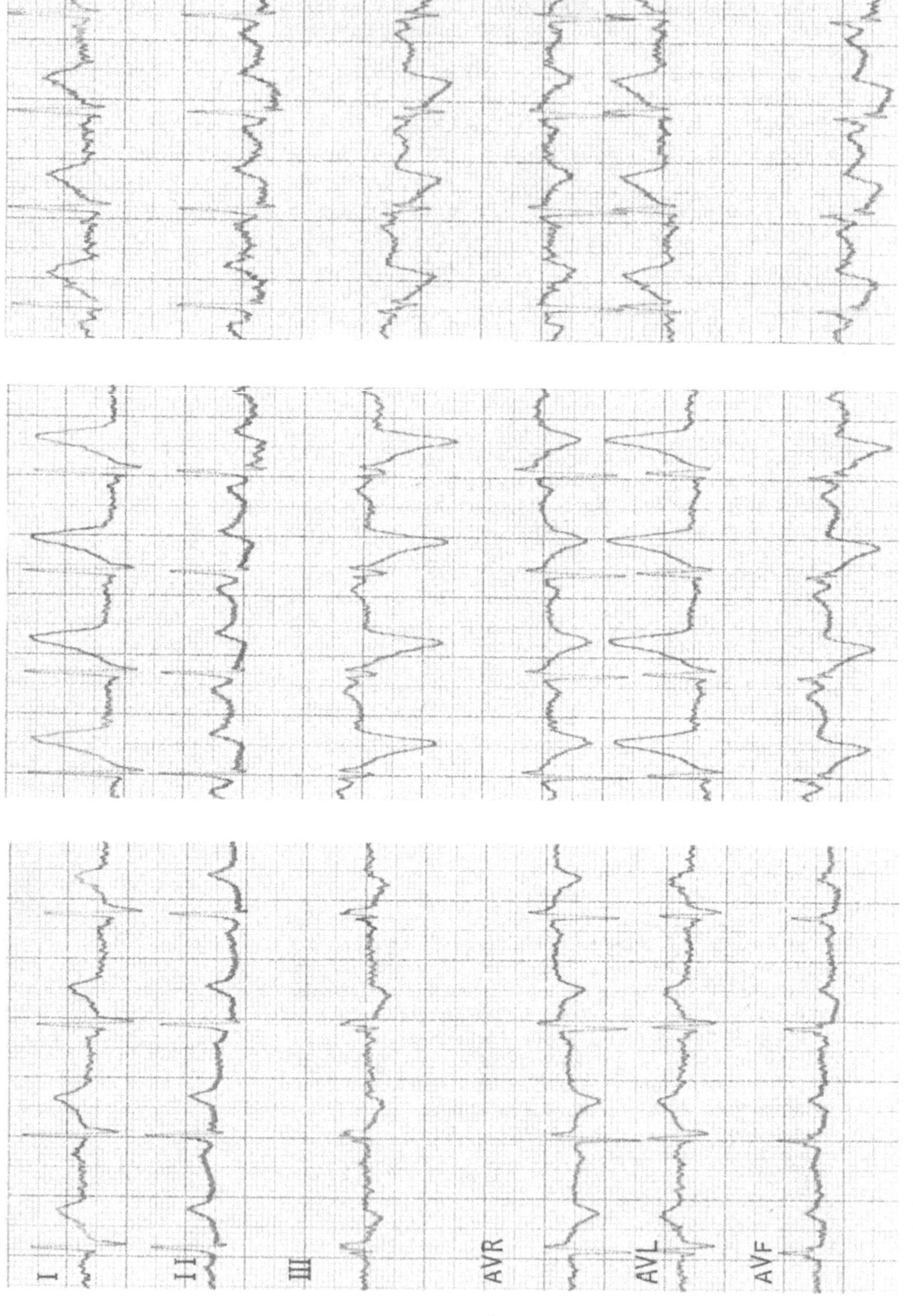
I
II
III
AVR
AVL
AVF

Tabelle 5. Rechts- und linksventrikuläre Drücke bei einem Patienten mit Dilatation einer Stenose der rechten Herzkranzarterie vor und nach intrakoronarer Gabe von Nifedipin. Es sind die Werte am Ende der Inflationsperiode zu jeweils identischen Zeitpunkten angegeben. RVSP: rechtsventrikulär-systolischer Druck, RVFDP: rechtsventrikulär-frühdiastolischer Druck, RVEDP: rechtsventrikulär-enddiastolischer Druck, LVSP: linksventrikulär-systolischer Druck, LVFDP: linksventrikulär-frühdiastolischer Druck, LVEDP: linksventrikulär-enddiastolischer Druck, N: Nifedipin

Parameter	Kontrolle	Ohne N	Mit N
RVSP	23	28	24
RVFDP	3	8	3
RVEDP	6	10	8
LVSP	95	100	90
LVFDP	0	2	0
LVEDP	10	14	12

geben. Hierbei fällt auf, daß nach Applikation von Nifedipin intrakoronar der frühdiastolische Druck im rechten Ventrikel unter Nifedipin deutlich niedriger und der Füllungsdruck im rechten und linken Ventrikel geringgradig niedriger lagen als vor Applikation von Nifedipin intrakoronar.

Insgesamt waren bei den einzelnen Patienten zur Reduktion der Stenose zwischen 3 und 6 Inflationen notwendig. Von den insgesamt 11 Stenosen im Ramus descendens anterior konnten 10 erfolgreich dilatiert werden. Zusätzlich konnte eine rechtskoronare Stenose ebenfalls dilatiert werden, während bei einer weiteren rechtskoronaren Dilatation eine Komplikation auftrat, weshalb der Patient mit einem aortokoronaren Venenbypass akut versorgt werden mußte; die Operation verlief komplikationslos.

Acht von zwölf Patienten tolerierten die intrakoronare Gabe von Nifedipin gut und ohne Beschwerden, bei 4 Patienten trat ein retrosternales brennendes Gefühl unter der Injektion auf, welches zu einer deutlichen Verlangsamung der Injektionsgeschwindigkeit zwang.

Diskussion

Während einer schweren myokardialen Ischämie mit Sauerstoffmangel werden die Myokardzellen innerhalb kurzer Zeit geschädigt, der aerobe Stoffwechsel wird auf anaeroben Stoffwechsel umgestellt, die oxydative Phosphorisierung in den Mitochondrien wird inhibiert, so daß der Energiebedarf der Myokardzellen

Abb. 1. Originalregistrierung des Extremitäten-EKGs (Einthoven- und Goldberger-Ableitungen) bei einer Patientin mit PTCA einer kritischen LAD-Stenose vor Inflation (Kontrolle) und nach 60 s Inflationszeit ohne und mit intrakoronar verabreichtem Nifedipin. Nach ik-Gabe von 0,2 mg Nifedipin sind die ST-Strecken-Änderungen deutlich weniger ausgeprägt

nicht mehr aufrechterhalten wird. Deshalb kommt es zu einem Abbau der energiereichen Phosphate. Mit der Umschaltung auf den anaeroben Stoffwechsel wird vermehrt Laktat freigesetzt [15–17, 20]. Durch die intrazelluläre Laktatanhäufung und die Azidose wird nicht nur die Kontraktionsfähigkeit des Herzmuskels vermindert, sondern es wird auch der intrazelluläre Kalziumstoffwechsel erheblich gestört [14, 15]. Durch die Störung des Energiestoffwechsels strömen extrazelluläre Kalziumionen im Exzeß ins Zellinnere und verstärken neben anderen Wirkungen den Abbau der energiereichen Phosphate [6, 14, 15].

Aus tierexperimentellen Untersuchungen ist bekannt, daß bei länger dauernder Ischämie, z. B. über 60 min Dauer, nach Reperfusion die plötzliche Sauerstoffzufuhr vorübergehend zu einem weiteren Enzymverlust der Myokardzellen führen kann, weil durch das plötzliche Ingangsetzen der mitochondrialen Aktivität vermehrt Kalzium in die Zelle einströmt [15]. Dieses Phänomen ist als das Sauerstoffparadox bekannt. Aus tierexperimentellen Studien ist bekannt, daß Reperfusionsschäden nach experimentellem Infarkt durch die vorherige Gabe von Kalziumantagonisten deutlich abgemildert werden können. Dies trifft nicht nur für Myokardstoffwechsel und Aufrechterhaltung der Myokardfunktion, sondern auch für die Integrität der Zellstrukturen zu [6, 15]. Solch protektive Effekte bei längerdauernden Ischämien sind für Verapamil und Nifedipin nachgewiesen worden [6, 15–17].

Nach neueren Untersuchungen sind aber auch erfolgversprechende positive Effekte von Kalziumantagonisten in Verbindung mit der Kardioplegie bei kardiochirurgischen Operationen sowohl tierexperimentell als auch beim Menschen nachgewiesen worden [1–3, 12, 21]. Dies trifft sowohl für linksventrikuläre Pumpparameter als auch für die Beeinflussung des Myokardstoffwechsels bzw. der Zellintegrität (Messung der Enzymfreisetzung und möglicher Defekte im Myokardszintigramm) zu.

Aber auch bei sehr kurzdauernden Ischämiephasen des Herzmuskels, wie sie regelhaft bei der Ballondilatation auftreten, ist eine vorübergehende Störung des Kalziumstoffwechsels bzw. des transmembranären Kalziumstroms denkbar. Durch invasive und nichtinvasive Messungen ist bekannt, daß im Rahmen der Ballondilatation bei Inflationszeiten zwischen 45 und 60 s die linksventrikuläre Pumpleistung sehr rasch abnimmt bis hin zu einem mehr oder weniger großen Areal stillstehender Muskulatur, welche sich erst wieder nach mehreren Minuten erholt [9, 11].

Frühere Studien haben gezeigt, daß die intrakoronare Verabreichung von Nifedipin zu einer Reduktion des myokardialen Sauerstoffverbrauchs führt [19]. Unsere eigenen Ergebnisse zeigen, daß durch intrakoronare Verabreichung von 0,2 mg Nifedipin die Ausprägung der myokardialen Ischämie, sichtbar an der Summe der ST-Strecken-Änderungen, deutlich weniger ausgeprägt ist. Dieser Effekt könnte durch zwei verschiedene Mechanismen zustande kommen, einmal durch die blutdrucksenkende Wirkung mit Reduktion der Nachlast (auch wenn Herzminutenvolumen und peripherer Widerstand in unserer Studie nicht bestimmt wurden), und zum zweiten durch einen direkten regionalen kardioplegischen Effekt. Vor der Inflation lag im Gesamtkollektiv der systolische Aortendruck nach Nifedipingabe signifikant niedriger, während der diastolische Druck unverändert und der Mitteldruck nicht signifikant unter Nifedipin niedriger lagen. Diese Befunde in unserem relativ kleinen Patientenkollektiv schließen nicht aus, daß die kardioprotektive Wirkung des Nifedipins teilweise durch eine Senkung der Nachlast bedingt war. Andererseits lag das Druckfrequenzprodukt vor Beginn der Inflation unter Nifedipin nur geringfügig und nicht signifikant niedriger als vor Gabe des Pharmakons, so daß möglicherweise der myokardiale Sauerstoffverbrauch zumindest global nicht wesentlich gesenkt wurde, woraus aufgrund der deutlich geringen ST-Streckensenkungen auf einen mehr lokalen, direkt kardioplegischen Effekt des Nifedipins geschlossen werden kann. Letztlich können mit den von uns verwandten, relativ groben und semi-quantitativen Methoden der Angina-pectoris-Symptomatik und der ST-Strecken-Änderungen diese beiden möglichen Mechanismen der intrakoronaren Nifedipinwirkung nicht näher unterschieden werden. Hierbei zeigt sich jedoch auch, daß während Ballondilatation auf die klinischen Angaben der Patienten, nämlich die Angabe des Schweregrades der Angina pectoris, kein ausreichender Verlaß zur Beurteilung der protektiven Wirkung einer Substanz ist. Hierzu eignen sich viel eher invasive Verfahren wie die qualitative Lävokardiographie, die intrakavitäre Druckmessung und die nichtinvasiven Verfahren der Echokardiographie vor, während und nach der Inflationsperiode.

Die bei einem Patienten während rechtskoronarer Ballondilatation gemessenen frühdiastolischen und enddiastolischen Drucke im rechten und linken Ventrikel zeigen ebenfalls eine günstige Wirkung an, hier müssen aber noch weitere Untersuchungen mit Hilfe bestimmter hämodynamischer Parameter helfen, die günstige Wirkung von intrakoronar verabreichten Kalziumantagonisten weiter abzusichern.

Wie angegeben, wurde bei vier unserer Patienten bei der intrakoronaren Injektion von Nifedipin ein deutlicher brennender Schmerz angegeben, der zu einer langsameren Injektionsgeschwindigkeit zwang. Dieser Schmerz war für die Patienten z. T. sehr eindrucksvoll, und es erhebt sich die Frage, ob möglicherweise ein gleicher kardioprotektiver Effekt durch die kombinierte Anwendung von sublingual verabreichtem Nifedipin zusammen mit der schmerzlosen intrakoronaren Applikation von Nitroglyzerin erreicht werden kann, wie er schon z. T. von anderen Arbeitsgruppen bisher beschrieben wurde [18].

Die bisher mitgeteilten günstigen Befunde einer protektiven Wirkung von intrakoronar verabreichten Nitraten oder Kalziumantagonisten lassen erwarten, daß mit Hilfe dieser Substanzen die Inflationsperiode während Ballonkatheterdilatation sicherer gestaltet werden kann, weil das abhängige Myokardareal besser gegen die ischämiebedingten Störungen der Kalziumionenbewegung über die Zellmembran und die Störung des intrazellulären Stoffwechsels geschützt ist.

Literatur

1. Brower RW, Jong JW de, M. Haalebos M et al. (1982) Evaluation of cardioplegia in coronary artery bypass graft surgery. In: Just H, Tschirkow A, Schlosser V (Hrsg) Kalziumantagonisten zur Kardioplegie und Myokardprotektion in der offenen Herzchirurgie. Thieme, Stuttgart New York, S 69

2. Clark RE, Christlieb IY, Clark BK (1982) Nifedipine in cardiovascular surgery. Experimental and clinical results. In: Just H, Tschirkow A, Schlosser V (Hrsg) Kalziumantagonisten zur Kardioplegie und Myokardprotektion in der offenen Herzchirurgie. Thieme, Stuttgart New York, S 43
3. Elert O (1983) The calciumantagonists as cardioplegic agents in open-heart surgery. Europ Heart J (Suppl C) 4:87
4. Erbel R, Schreiner G, Henkel B, Pop T, Meyer J (1983) Improved ischemic tolerance during percutaneous transluminal coronary angioplasty by intracoronary injection of nitroglycerine. Z Kardiol (Suppl 3) 72:71
5. Faxon DP, Kelsey SF, Ryan TR, McCabe CH, Detre K (1984) Determinants of successful percutaneous transluminal coronary angioplasty: Report from the national heart, lung, and blood institute registry. Amer Heart J 108:1019
6. Fleckenstein A (1982) Myokardschutz durch Calciumantagonisten. In: Just H, Tschirkow A, Schlosser V (Hrsg) Kalziumantagonisten zur Kardioplegie und Myokardprotektion in der offenen Herzchirurgie. Thieme, Stuttgart New York, S 25
7. Fuchs M, McDonald FM, Kreuzer J et al. (1984) Myokardprotektion durch Perfusion während perkutaner transluminaler Koronarangioplastie (PTCA). Herz/Kreisl 11:549
8. Grüntzig A, Meier B (1984) Current status of dilatation catheters and guiding systems. Amer J Cardiol 53:92C
9. Henkel B, Erbel R, Schreiner G, Clas W, Pop T, Meyer J (1984) Echocardiographic monitoring of left ventricular function during percutaneous transluminal coronary angioplasty. Europ Heart J (Suppl 1) 5
10. Hombach V, Höpp HW, Fuchs M, Behrenbeck DW, Tauchert M, Hilger HH (1983) Preservation of ventricular myocardium during PTCA by intracoronary Nifedipine. Circulation (Suppl III) 68:142–567
11. Hombach V, Höpp HW, Behrenbeck DW, Tauchert M, Fuchs M, Hilger HH (1984 Methods of myocardial protection during PTCA-Role of intracoronary blood perfusion and of nifedipine. Cardiology '84 – Pacemakers-Angioplasty-Fibrinolysis, International Symposium, Sevilla (Spain), April 29, 30-May 1, 1984, abstr. 35
12. Jamieson WRE, Hamilton LB, Thompson AD, Malm DN, Mills R, Janusz MT, Turnbull KW (1982) Preliminary clinical evaluation of verapamil cardioplegia. Europ Heart J (Suppl C) 4:88
13. Kaltenbach M, Beyer J, Klepzig H Jr, Schmidt L, Hübner K (1982) Effects of 5 kg/cm^2 pressure on atherosclerotic vessel wall segments. In: Kaltenbach M, Grüntzig A, Rentrop P, Bussmann WD (eds) Transluminal coronary angioplasty and intracoronary thrombolysis. Springer, Berlin Heidelberg New York, p 189
14. Liedtke AJ, Hughes HC, Neely JR (1975) Metabolic responses to varying restrictions of coronary blood flow in swine. Amer J Physiol 228:655
15. Nayler WG (1983) Calcium and cell death. Europ Heart J (suppl C) 4:33
16. Nayler WG, Slade AM (1982) The cardioprotective effect of Verapamil. Clin Exp Pharm Physiol (Suppl 6), p 75
17. Opie LH, Thandroyen FT, Hamm CW, Muller CA, Lloyd EA, Gordon D (1983) Calcium antagonists and the acutely ischemic heart: Experimental effects on ventricular fibrillation and enzyme release. Europ Heart J (suppl C) 4:93
18. Schreiner G, Erbel R, Henkel B, Pop T, Meyer J (1984) Improved ischemic tolerance during percutaneous coronary angioplasty (PTCA) by antianginal drugs. Europ Heart J (suppl 1) 5
19. Serruys PW, Brand M Van den, Brower RW, Hugenholtz PG (1983) Regional cardioplegia and cardioprotection during transluminal angioplasty, which role for Nifedipine. Europ Heart J (Suppl C) 4:115
20. Serruys PW, Hoogoudt TEH, Brand M Van den, Hugenholtz PG (1921) Influence of intracoronary Nifedipine on left ventricular performance and myocardial oxygen consumption in human subjects. Europ Heart J 2 (suppl A):51
21. Tschirkow A, Just H (1982) Verbesserte Myokardprotektion durch Optimierung der calciumantagonistischen Wirkung der kardioplegischen Lösung mittels Nifedipin-Zusatz. In: Just H, Tschirkow A, Schlosser V (Hrsg) Kalziumantagonisten zur Kardioplegie und Myokardprotektion in der offenen Herzchirurgie. Thieme, Stuttgart New York, S 94

Verbesserung der Ischämietoleranz bei der Ballonkatheterdilatation von Koronargefäßstenosen (PTCA) durch Nifedipin

P. STÜRZENHOFECKER *

Die myokardprotektiven Eigenschaften der Kalziumantagonisten legen den Gedanken an ihren Einsatz bei der Durchführung der Koronarangioplastie nahe, denn hierbei wird dem Patienten aus therapeutischen Gründen meist mehrfach hintereinander ein unvermeidbarer Koronarverschluß aufgezwungen. Dabei erleiden doch etwa die Hälfte der Patienten eine mehr oder weniger schwere Angina pectoris, und das EKG objektiviert die passagere Myokardischämie in Form einer ST-Streckensenkung oder -hebung.

Oral gegebene Nitrate und Kalziumantagonisten und selbst intravenös als Dauerinfusion appliziertes Nitroglyzerin reichen häufig nicht aus, Beschwerden und EKG-Veränderungen zu beherrschen.

Zudem besteht an vielen Zentren die Neigung, durch eine Verlängerung der Dilatationsdauer und durch häufige Wiederholung der Balloninsufflation einen besseren Sofort- und Langzeiteffekt der Angioplastie zu erzielen.

Ein besonderes Problem sind PTCA-Kandidaten mit instabiler Angina pectoris, bei denen Maßnahmen wünschenswert erscheinen, die eine Angioplastie für Arzt und Patient praktikabler und erträglicher gestalten. Eine Erhöhung der Ischämietoleranz wäre eine in diesem Sinne äußerst effektive Maßnahme. Aus den genannten vielfältigen Gründen erschien es daher wünschenswert und gerechtfertigt, im Rahmen der Koronarangioplastie zu untersuchen, ob die Ischämietoleranz durch zusätzliche intrakoronare Gabe von Kalziumantagonisten verbessert werden könne.

Fragestellung

Führt intrakoronar appliziertes Nifedipin bei der Koronarangioplastie zu einer Verbesserung der Ischämietoleranz?

Material und Methoden

Für die Studie standen 20 Patienten zur Verfügung, die von ihrer Angina-pectoris-Symptomatik und vom koronarangiographischen Befund her typische Kandi-

---

* Rehabilitations-Zentrum, Südring 15, 7812 Bad Krozingen

daten für die Koronarangioplastie waren. Alle diese Patienten hatten eine durch Belastungstests objektivierte Koronarinsuffizienz auf dem Boden einer Eingefäßerkrankung ohne einen bislang nachweisbaren transmuralen Myokardinfarkt. Die Koronarangioplastie wurde nach der Technik und mit dem Katheterinstrumentarium von Grüntzig durchgeführt. Als Zielgrößen waren heranzuziehen die Zeit bis zum Auftreten von Ischämiezeichen, nämlich Angina pectoris und EKG-Veränderungen, sowie das Ausmaß der EKG-Veränderungen, und zwar jeweils ab Beginn des Koronarverschlusses durch den Ballonkatheter. Zur Prüfung stand zur Verfügung als Verumpräparat Nifedipin 0,2 mg für die intrakoronare Applikation, das gegen Plazebo zu testen war in einem doppelt blinden, randomisierten Verfahren. Alle Patienten standen unter einer oralen antianginösen Therapie von Isosorbiddinitrat in retardierter Form und von Kalziumantagonisten sowie niedrig dosierter Azetylsalizylsäure.

Die erste und die zweite Ballondilatation wurden wie üblich durchgeführt mit Registrierung von EKG und Angina-pectoris-Beschwerden bei einem Ballondruck von 4 bar. Eine Minute vor der dritten Dilatation wurde das Prüfpräparat über eine Zeit von 60 s intrakoronar injiziert. Sofort anschließend wurde die dritte Dilatation, wiederum mit einem Druck von 4 bar, durchgeführt mit Registrierung von EKG und Beschwerden.

Abbruchkriterien für die Dilatation waren rasch zunehmender oder starker Angina-pectoris-Schmerz und/oder ischämische ST-Streckenänderungen von mindestens 0,1 mV.

Zur Auswertung herangezogen wurde die Zeit vom Beginn der Dilatation bis zum Auftreten von EKG-Veränderungen und Beschwerden. Weiterhin herangezogen wurde das Ausmaß der Veränderung im ST-Abschnitt.

Beide Patientengruppen waren vergleichbar hinsichtlich Alter, Ausmaß der Stenose vor und nach der Dilatation, ferner auch hinsichtlich des prä-/poststenotischen Druckgradienten vor und nach Angioplastie. Ein Patient aus der Plazebogruppe mußte wegen lückenhafter Daten von der Auswertung ausgeschlossen werden (Tabelle 1). Die intrakoronare Injektion der Prüfsubstanz führte in beiden Gruppen in etwa der Hälfte der Fälle zu unangenehm empfundenen Anginapectoris-artigen Beschwerden hinter dem Brustbein. Im EKG zeigten sich etwas häufiger in der Verumgruppe stark überhöhte T-Wellen ohne wesentliche Alteration des ST-Segmentes. Von Bedeutung ist, daß auch in der Plazebogruppe bei

Tabelle 1. Auswahl und Charakteristika der Patienten in der Plazebo- (P) und der Verumgruppe (V)

	P N = 9	V N = 10
Alter (Jahre)	48 ± 2,7	50,4 ± 2,2
Stenosegrad (%)		
vor PTCA	90,4	90,7
nach PTCA	26,1	19,5
Druckgradient (mm Hg)		
vor PTCA	56,8 ± 3,6	46,7 ± 4,6
nach PTCA	22,5 ± 3,0	25,0 ± 3,0

Tabelle 2. Beschwerden und EKG-Veränderungen während intrakoronarer Injektion der Prüfsubstanz

	P N = 9	V N = 10
Beschwerden	44%	50%
EKG (T-Welle ↑)	55%	80%

Tabelle 3. Dilatationsdauer und Häufigkeit von Angina-pectoris-Beschwerden während der Dilatation

	P N = 9	V N = 10
Dilatationsdauer (s)		
I	$30,2 \pm 4,6$	$25,2 \pm 3,6$
II	$46,7 \pm 4,7$	$48,0 \pm 5,0$
III	$58,8 \pm 5,4$	$56,2 \pm 6,5$
AP während Dilatation (%)		
I	44	70
II	55	90
III	55	60

55% der Patienten EKG-Veränderungen während der intrakoronaren Injektion der Prüfsubstanz zu finden waren (Tabelle 2).

Dilatationsdauer

Bei der Dilatationsdauer, und zwar sowohl hinsichtlich der ersten wie auch der zweiten Dilatation vor Injektion der Prüfsubstanz, finden sich keine Unterschiede, und schließlich auch bei der dritten Dilatation nach Plazebo bzw. Verum sind wiederum keine deutlichen Unterschiede zwischen den beiden Gruppen zu belegen (Tabelle 3).

Es erscheint bemerkenswert, daß in beiden Gruppen die Dauer der Balloninsufflation von der ersten über die zweite zur dritten Dilatation hin zunimmt. Es entsteht also wahrscheinlich eine Art von Spontantoleranz gegenüber dem Koronarverschluß durch den Ballonkatheter, so daß die Zeitdauer vom Verschluß bis zum Auftreten von Angina-pectoris-Schmerzen und EKG-Veränderungen von der ersten über die zweite bis zur dritten Dilatation erheblich zunimmt.

Angina pectoris während Dilatation

Aus Tabelle 3 geht die Häufigkeit von Angina-pectoris-Beschwerden während der einzelnen Dilatationen und in den beiden Gruppen hervor. Die Verumgruppe

zeigt, was die Angina pectoris während der Dilatation betrifft, doch bedeutsame
Unterschiede zur Plazebogruppe: Ein höherer Prozentsatz, nämlich 7 von 10 Patienten, hatten bei der ersten Dilatation erhebliche Angina pectoris gegenüber nur
4 von 9 Patienten in der Plazebogruppe. In der Plazebogruppe änderte sich die
Anzahl der Patienten mit Angina-pectoris-Beschwerden während der Balloninsufflation nicht, aber bei der zweiten Dilatation, die ja in beiden Gruppen etwas
länger durchgeführt werden konnte, stieg die Zahl der Patienten, bei denen Beschwerden auftraten, in der Verumgruppe deutlich an: 9 von 10 Patienten in dieser Gruppe empfanden Angina pectoris; während in der Plazebogruppe nach intrakoronarer Injektion kein Unterschied hinsichtlich Angina-pectoris-Beschwerden festzustellen war, nahm dieser Prozentsatz in der Verumgruppe deutlich ab.
Daraus mag abgeleitet werden, daß die intrakoronare Applikation von Nifedipin
hinsichtlich Auftreten von Angina pectoris während des artifiziellen Koronarverschlusses doch im Sinne eines Ischämieschutzes wirksam wird.

EKG-Veränderungen

Aus Tabelle 4 wird deutlich, daß die Patienten der Verumgruppe sich wohl doch
unterscheiden von denen der Plazebogruppe, denn die EKG-Veränderungen bei
der ersten Dilatation treten in dieser Gruppe schon sehr viel früher auf im Vergleich zur Plazebogruppe. In der Plazebogruppe bleibt die Zeitdauer bis zum Auftreten von EKG-Veränderungen über die zweite zur dritten Dilatation nahezu
gleich, dagegen nimmt sie deutlich zu in der Verumgruppe von der zweiten zur
dritten Dilatation nach intrakoronarer Gabe von Verum. Dies mag ein Hinweis
darauf sein, daß eine Verbesserung der Ischämietoleranz, gemessen am Auftreten
von EKG-Veränderungen nach Koronarverschluß durch den Ballonkatheter,
durch die Verumsubstanz hervorgerufen wird.

   Aus dem unteren Teil von Tabelle 4 geht das Ausmaß der ST-Veränderungen
(mV) während des Koronarverschlusses hervor. Auch hier scheint das Ausmaß
der EKG-Veränderungen in der Verumgruppe größer zu sein als in der Plazebo-

Tabelle 4. Zeitdauer bis zum Auftreten von EKG-Veränderungen nach Beginn des Ballonverschlusses, sowie Ausmaß der
Veränderungen im ST-Streckenabschnitt

	P N = 9	V N = 10
EKG-Veränderungen nach		
I	26,2 ± 5,1 s	12,1 ± 2,6 s
II	30,1 ± 5,4 s	20,2 ± 2,7 s
III	34,3 ± 8,8 s	34,9 ± 9,6 s
Ausmaß der ST-Veränderung (mV)		
I	0,8	1,3
II	1,6	2,1
III	1,4	1,6

gruppe. Dies mag daran liegen, daß die Patienten der Verumgruppe sich in ihrer Ischämietoleranz doch unterscheiden von denen der Plazebogruppe. Das Ausmaß der ST-Streckensenkung zwischen zweiter und dritter Dilatation wird nach Verumgabe offensichtlich stärker reduziert im Vergleich zu Plazebo.

Folgerungen

Die Patienten erschienen vergleichbar bezüglich Lebensalter, Angina-pectoris-Laufzeit, klinischem Bild und Koronarmorphologie. Es fanden sich jedoch Unterschiede zwischen beiden Gruppen hinsichtlich der Ischämietoleranz bei der ersten und bei der zweiten Ballondilatation und zwar sowohl hinsichtlich des Auftretens einer Angina-pectoris-Symptomatik wie auch der Dauer der ersten Dilatation und des Ausmaßes der ST-Streckenveränderung. Deutliche Unterschiede fanden sich zwischen beiden Gruppen auch bezüglich der Zeitdauer bis zum Auftreten von EKG-Veränderungen nach Ballonverschluß. Man kann mutmaßen, daß sich in der Verumgruppe trotz randomisierter und doppelt blinder Versuchsanordnung schwerer symptomatische Patienten befanden, jedenfalls was die primäre Ischämieempfindlichkeit betrifft. In der Patientengruppe, die das Verumpräparat erhielt, konnte die Ischämietoleranz in einem gewissen Ausmaß günstig beeinflußt werden.

Die Fragestellung der Studie: „Verbessert intrakoronar gegebenes Nifedipin die Ischämietoleranz bei der Koronarangioplastie?" kann nach den Ergebnissen dieser Studie noch nicht schlüssig beantwortet werden, vermutlich in der Hauptsache aufgrund kleiner Patientenzahlen. Die Ergebnisse der Studie erlauben jedoch den Schluß, daß intrakoronar gegebenes Nifedipin die Ischämietoleranz in einem gewissen Ausmaß verbessert.

Von erheblicher Bedeutung mag die Beobachtung sein, daß auch ohne Verabreichung von Nifedipin, also bei der Dilatation von Patienten der Plazebogruppe, die Dilatationsdauer bis zum Auftreten von Beschwerden/EKG-Veränderungen von der ersten über die zweite zur dritten Ballonaufdehnung ganz erheblich zugenommen hat. Dieser Befund mag im Sinne einer Spontantoleranz erklärt werden.

Der Einfluß von Nifedipin im Vergleich zu Isosorbiddinitrat und Nitroglyzerin auf die Ischämietoleranz des Herzens während perkutaner transluminaler koronarer Angioplastie *

R. Erbel, G. Schreiner, K. L. Henrichs, B. Henkel, B. Kopp und J. Meyer

Bis heute gilt die Belastungselektrokardiographie noch als Standardmethode zur Erkennung einer Koronarinsuffizienz, ergänzt durch die Thalliumszintigraphie. Der Effekt antianginöser Substanzen kann mit Hilfe dieser Methoden analysiert und quantifiziert werden.

Bei der Angioplastie tritt passager eine myokardiale Ischämie auf, charakterisiert durch sichtbare Wandbewegungsstörungen, EKG-Veränderungen und pektanginöse Beschwerden. Hierdurch wird die Dilatationsdauer begrenzt. Medikamentös kann es gelingen, die Zeit bis zum Auftreten der intermittierenden pektanginösen Beschwerden zu verlängern, wie Untersuchungen nach intrakoronarer Applikation von Nitroglyzerin gezeigt haben [2].

In der vorliegenden Studie wird die Wirkung von Nitroglyzerin und Nifedipin nach intrakoronarer Injektion verglichen und der Wirkung von sublingual verabreichtem Isosorbiddinitrat und Nifedipin gegenübergestellt.

Methoden

1. In die Studie wurden 36 Patienten aufgenommen. Gruppe A erhielt zunächst 0,2 mg Nitroglyzerin intrakoronar (ic), anschließend 0,2 mg Nifedipin ic, Gruppe B zunächst 0,2 mg Nifedipin und anschließend 0,2 mg Nitroglyzerin ic. In Gruppe A waren 14 Männer und 4 Frauen, in Gruppe B 16 Männer und 2 Frauen eingeschlossen. Das mittlere Alter betrug $50,3 \pm 6$ Jahre bzw. $50,6 \pm 6,7$ Jahre. In Gruppe A wurden 15 Stenosen des Ramus interventricularis anterior, 2 Stenosen der rechten Koronararterie und eine Stenose des Ramus circumflexus dilatiert. In Gruppe B konnten 16 Stenosen des Ramus interventricularis anterior und 2 Stenosen der rechten Koronararterie erfolgreich dilatiert werden. Alle Patienten wurden ausführlich über den Eingriff und die Medikation informiert.

Die perkutane transluminale koronare Angioplastie erfolgte mit Grüntzig-Ballonkathetern (Schneider Medintag) über einen 9-F-Führungskatheter, der über ein Führungssystem (9-F-USCI) vorgeschoben wurde. Verwandt wurden sowohl J- als auch G-20-30- oder -20-37-Katheter sowie steuerbare Ballonkatheter. Der Druck während der Insufflation lag im Mittel bei 6,5 atü [6]. Die Dilatationen wurden bis zum Auftreten von deutlichen ST-T-Strecken-Veränderungen, Herzrhythmusstörungen und pektanginösen Beschwerden durchgeführt. Zu-

---

* II. Medizinische Klinik und Poliklinik, Johannes Gutenberg-Universität, Mainz

nächst wurden ein bis zwei Dilatationen zur Beseitigung der Stenose und dann in fester Position zwei Leerdilatationen durchgeführt. Verwandt wurden Nitroglyzerin (Perlinganit) und Nifedipin (Adalat® [1]).

Während der Dilatationsphase erfolgte die kontinuierliche Aufzeichnung des EKG in zwei Ableitungen, des Druckes in der Aorta und in der Koronararterie distal des Ballons (Koronarperfusionsdruck). Der Druck wurde über flüssigkeitsgefüllte Katheter gemessen und mit Druckaufnehmern (Statham P 23 ID) aufgezeichnet.

Ausgewertet wurden der systolische und der diastolische Druck sowie der Mitteldruck. Bestimmt wurde die Dilatationszeit, d. h. die Zeit vom Beginn der Dilatation bis zum Auftreten von Angina pectoris, von Rhythmusstörungen und von ST-T-Strecken-Veränderungen von mehr als 0,1 mV.

2. In vergleichbarer Weise wurden cross-over 10 mg Isosorbiddinitrat (ISDN) und 20 mg Nifedipin (Adalat) nach sublingualer Applikation gegenübergestellt. Die Kontrolldilatationen erfolgten in der Gruppe A nach 1 min, 5 min und 10 min und in Gruppe B nach 1 min, 5 min, 10 min und 15 min. Die Auswertungen wurden wie in Studie I vorgenommen.

Ergänzend konnten bei 7 Patienten (mittleres Alter 45 ± 4 Jahre) gleichzeitig zweidimensionale Echokardiogramme mit einem elektronischen Sektorscanner (Diasonics V 3400 R) aufgezeichnet werden. Das Herz wurde von der Herzspitze aus im RAO-Äquivalenzschnitt angelotet. Ausgewertet wurden jeweils 3 Herzaktionen vor Dilatationsbeginn, alle 10 s während der Dilatation und alle 10 s nach Dilatationsende. Bestimmt wurde das enddiastolische und endsystolische Volumen nach der Scheibchensummationsmethode [1]. Das Schlagvolumen und die Ejektionsfraktion wurden berechnet.

In 5 ausgewählten Fällen wurde während der Dilatation der Druck im linken Ventrikel mit Kathetertipmanometern (Millar, USA) aufgezeichnet und die maximale Druckanstiegsgeschwindigkeit (dP/dt_{max}) und die Druckabfallsgeschwindigkeit (dP/dt_{min}) bestimmt.

Statistik

Die Mittelwerte und Standardabweichungen wurden angegeben, der Wilcoxon-Test zur Analyse der Signifikanz herangezogen. Ein p-Wert unter 0,05 wurde als signifikant angenommen.

Ergebnisse

Intrakoronare Applikation von Nitroglyzerin und Nifedipin

Die intrakoronare Injektion von Nitroglyzerin führte zu einem Abfall des arteriellen Druckes um 15 mm Hg, gleichzeitig stieg der koronararterielle Druck um 15 mm Hg an (Abb. 1). Die zusätzliche Injektion von Nifedipin ließ den Aortendruck unbeeinflußt, der koronare Druck stieg weiter an. Der koronare Perfusionsdruck, gemessen während der Dilatation, blieb dagegen konstant, trotz ab-

---

1 Bayer Leverkusen

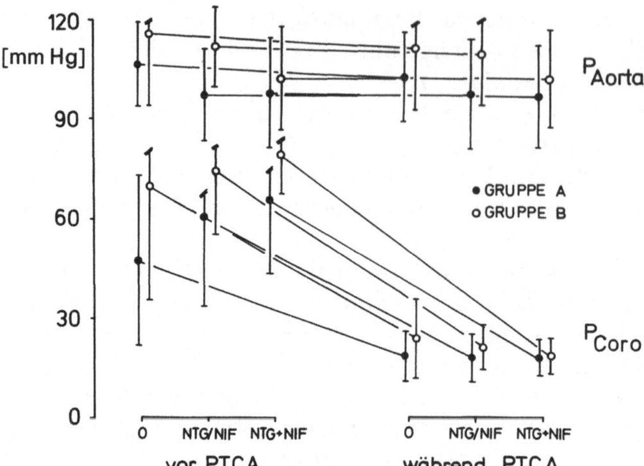

Abb. 1. Aortenmitteldruck (P_{Aorta}) und koronararterieller Druck (P_{Coro}) vor Dilatation (PTCA) und während der Dilatation. Angegeben sind die Werte vor Medikation (0), nach intrakoronarer Gabe von 0,2 mg Nitroglyzerin (NTG) oder 0,2 mg Nifedipin (NIF) sowie nach zusätzlicher Gabe crossover der einen oder anderen Substanz (Gruppe A und B) ($\bar{X} \pm S$)

Tabelle 1. Dilatationszeiten (s) Gruppe A nach intrakoronarer Applikation von 0,2 mg Nitroglyzerin und zusätzlich 0,2 mg Nifedipin. Angegeben sind die Mittelwerte mit den Standardabweichungen

Patient Nr.	Kontrollwerte	Nitroglyzerin				Nitroglyzerin + Nifedipin			
		1′	5′	10′	$\bar{X}$	1′	5′	10′	$\bar{X}$
1	37	–	43	–	–	105	–	–	–
2	34	60	–	–	–	–	–	–	–
3	30	30	30	–	30	35	30	–	33
4	15	30	35	55	40	50	55	45	50
5	12	7	18	–	12	15	24	–	19
6	40	60	60	–	60	60	–	60	60
7	35	100	–	90	95	120	45	105	90
8	24	24	30	23	26	33	35	39	36
9	25	30	55	50	45	40	55	50	48
10	27	25	30	25	27	–	–	–	–
11	29	37	40	45	41	70	40	–	55
12	45	35	40	40	38	30	35	65	43
13	30	33	50	45	43	43	52	–	48
14	40	45	45	70	53	65	105	105	92
15	34	26	33	26	28	29	48	52	43
16	46	61	47	59	56	120	60	50	77
17	39	55	63	68	62	92	74	96	87
18	35	65	72	100	79	120	120	120	120
$\bar{X}$	32,1				46,6				62,9
$\pm$ s	9,2				20,2				28,8

gefallenen arteriellen Druckes. Die erste Injektion von 0,2 mg Nifedipin erhöhte leicht den Koronardruck. Der arterielle Druck blieb konstant.

In Gruppe A nahm die Dilatationsdauer von 32 ± 9 s auf 47 ± 20 s ($p < 0,005$) nach Nitroglyzerin zu und stieg weiter auf 63 ± 29 s ($p < 0,01$) nach Nifedipin an (Tabelle 1). In Gruppe B war der Ausgangswert 49 ± 32 s. Nach Nifedipin stieg

Tabelle 2. Dilatationszeiten (s), Gruppe B nach intrakoronarer Applikation von 0,2 mg Nifedipin und zusätzlich 0,2 mg Nitroglyzerin. Angegeben sind die Mittelwerte mit den Standardabweichungen

Patient Nr.	Kontrollwerte	Nifedipin				Nitroglyzerin + Nifedipin			
		1′	5′	10′	$\bar{X}$	1′	5′	10′	$\bar{X}$
1	39	33	35	–	34	33	31	–	32
2	37	40	–	–	40	55	–	–	35
3	28	35	30	–	33	40	–	–	40
4	32	35	48	–	42	35	33	–	34
5	45	45	–	–	45	60	65	–	62
6	40	40	–	–	40	40	–	–	40
7	33	45	75	100	73	103	105	–	104
8	25	45	45	42	44	83	120	–	102
9	56	–	80	80	80	55	75	45	58
10	45	30	30	40	33	35	40	40	38
11	60	45	90	70	68	120	120	120	120
12	115	120	120	120	120	120	120	120	120
13	26	41	41	41	41	42	49	42	44
14	28	23	55	45	41	35	75	60	57
15	106	120	120	120	120	120	120	120	120
16	120	120	120	120	120	120	120	120	120
17	28	35	30	35	33	40	40	40	40
18	20	120	115	120	118	120	120	120	120
$\bar{X}$	49,1				62,5				72,6
± s	31,6				34,2				36,2

die Dilatationsdauer auf 63 ± 34 s ($p < 0,05$) und verlängerte sich auf 73 ± 36 s ($p < 0,01$) nach Nitroglyzeringabe (Tabelle 2).

Die Zeit bis zum Auftreten von ST-Strecken-Veränderungen stieg von $22 \pm 5,4$ s auf $28,1 \pm 9,3$ s ($p < 0,01$) in Gruppe A und verlängerte sich dann auf $31 \pm 11,4$ s ($p < 0,01$). In Gruppe B war eine Verlängerung zunächst von $24,4 \pm 7,6$ auf $26,8 \pm 10,1$ s (ns) und weiter auf $32,0 \pm 12,8$ s (ns) feststellbar.

Ventrikuläre Extrasystolen wurden in Gruppe A bei 4 Patienten beobachtet. Nach Nitroglyzerin verschwanden die Extrasystolen trotz Verlängerung der Dilatationszeit, nach Nifedipin in 4 Fällen und erschienen statt nach 35 s nach 55 s in einem anderen Fall. In Gruppe B waren ventrikuläre Extrasystolen bei 5 Patienten feststellbar, die in 4 Fällen nach Nifedipin während der Dilatation nicht mehr auftraten. Bei einem Patienten wurde während der Dilatation nach 34 s, nach Nifedipin nach 36 s, nach Nitroglyzerin erst nach 112 s eine ventrikuläre Extrasystolie festgestellt.

Sublinguale Applikation von ISDN und Nifedipin

Die Gabe von 10 mg ISDN führte in Gruppe I zu einem Abfall des Aortenmitteldruckes von 108 ± 11 auf 91 ± 8 mm Hg ($p < 0,01$) 10 min nach der Medikation

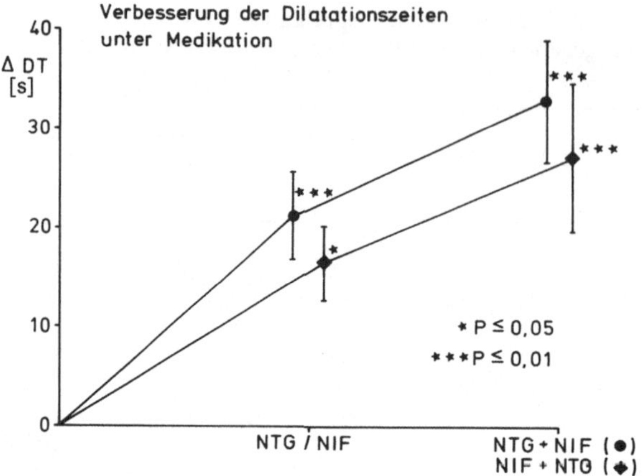

Abb. 2. Verlängerung der Dilatationszeiten nach intrakoronarer Gabe von 0,2 mg Nitroglyzerin (NTG) oder 0,2 mg Nifedipin (NIF) sowie der Kombination beider Substanzen (Gruppe A, Gruppe B)

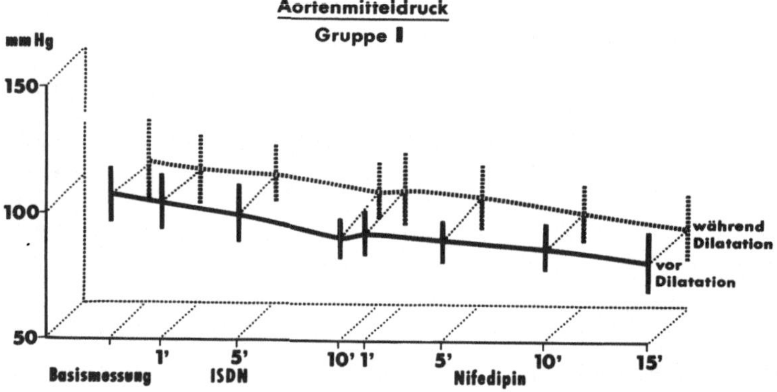

Abb. 3. Aortenmitteldruck der Gruppe I – 10 mg ISDN, anschließend 20 mg Nifedipin – vor und während der Dilatation

(Abb. 3). Die zusätzliche Nifedipintherapie (20 mg) 15 min später senkte den Druck auf 82 ± 11 mm Hg (p < 0,01). Der koronararterielle Druck (Abb. 5) blieb unter ISDN weitgehend unverändert und fiel 15 min nach Nifedipingabe von 70 ± 16 auf 59 ± 13 mm Hg. In Gruppe II (Abb. 4) fiel der Aortenmitteldruck von 99 ± 13 auf 97 ± 16 mm Hg ab. 10 min nach ISDN-Applikation war ein weiterer Abfall auf 87 ± 15 mm Hg zu beobachten. Der mittlere koronare Perfusionsdruck (Abb. 6) blieb unter Nifedipintherapie unverändert und fiel 10 min nach ISDN-Gabe auf $15,1 \pm 11$ mm Hg ab. Die Angina-pectoris-Schwelle verlängerte sich von 35 ± 19 s auf 60 ± 19 s in Gruppe I. Das Maximum wurde 1 min nach Nifedipingabe mit 64 ± 16 s erreicht (Tabelle 3). 15 min nach Applikation lag die Angina-pectoris-Schwelle bei 59 ± 20 s. In Gruppe II lag die Angina-pectoris-Schwelle bei 32 ± 8 s und stieg unter Nifedipin auf 49 ± 20 s an. ISDN führte zu einer weiteren Verlängerung auf 87 ± 53 s (Tabelle 4).

Die ST-Strecken-Senkung oder -Hebung (< 0,1 mV) trat in Gruppe I nach 14 ± 6 s auf, 10 min nach ISDN-Gabe nach 39 ± 22 s (p < 0,01) auf. Nach Nifedi-

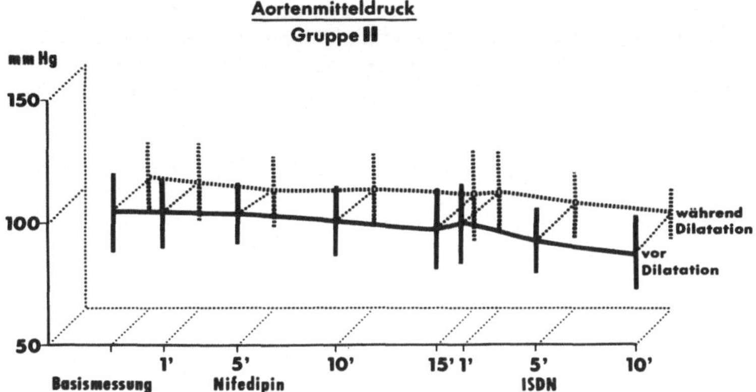

Abb. 4. Aortenmitteldruck der Gruppe II – 20 mg Nifedipin, anschließend 10 mg ISDN – vor und während der Dilatation

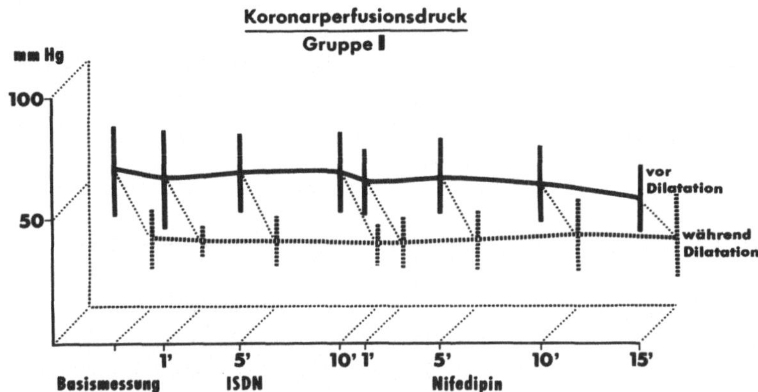

Abb. 5. Koronarperfusionsdruck der Gruppe I vor und während der Dilatation

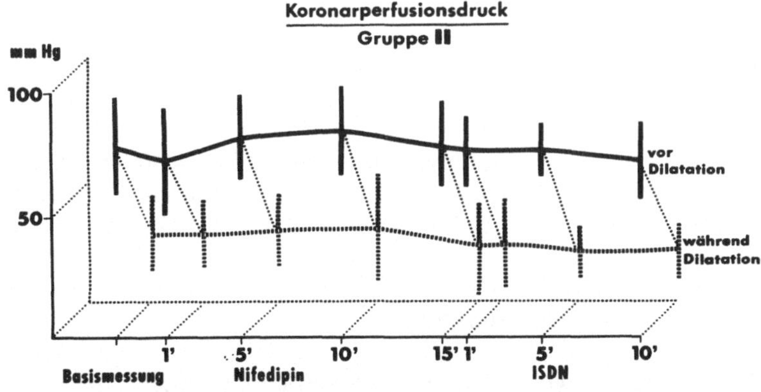

Abb. 6. Koronarperfusionsdruck der Gruppe II vor und während der Dilatation

Tabelle 3. Dilatationszeiten (s) Gruppe I während der Leerphase, nach 10 mg ISDN und 20 mg Nifedipin sublingual. Angegeben sind die Einzelwerte und die Mittelwerte

Patient	Leer-phase 1	ISDN (s.l.)			Nifedipin (s.l.)			
		1′	5′	10′	1′	5′	10′	16′
1	35	52	60	45	49	45	50	45
2	39	35	50	65	60	85	85	90
3	75	75	75	75	75	75	75	75
4	10	15	40	70	80	75	80	60
5	38	90	90	90	90	90	90	–
6	25	35	44	46	47	45	37	38
7	31	27	31	35	63	43	50	–
8	25	35	53	50	48	48	45	48
X̄	35	45,5	55,4[a]	59,5[a]	64,0	63,3[a]	64[a]	59,3[b]
S	19	25,3	19,3	18,5	16,2	19,9	20,6	19,0

[a] $p < 0,01$
[b] $p < 0,05$

Tabelle 4. Dilatationszeiten (s) Gruppe II während der Leerphase, nach 20 mg Nifedipin und 10 mg ISDN sublingual. Angegeben sind die Mittelwerte sowie die Standardabweichungen der Mittelwerte

Patient	Leer-phase 1	Nifedipin (s.l.)				ISDN (s.l.)		
		1′	5′	10′	15′	1′	5′	10′
1	25	25	30	35	40	45	45	60
2	18	22	28	29	–	30	30	34
3	45	67	84	80	89	125	157	190
4	30	30	28	39	41	41	49	71
5	40	60	60	60	60	60	60	60
6	32	33	35	39	30	35	46	40
7	35	55	43	40	40	40	46	120
8	30	30	60	50	45	40	120	120
X̄	31,8	40,3[b]	46,0[b]	46,5[a]	49,3[b]	52,0[b]	69,1[b]	86,9[a]
S	8,4	17,5	20,2	16,5	19,7	30,8	44,7	52,8

[a] $p < 0,01$
[b] $p < 0,05$

pin war eine weitere Verlängerung nicht mehr feststellbar (35 ± 14 s). In Gruppe II betrug der Ausgangswert 15 ± 6 s. 15 min nach Nifedipingabe 24 ± 6 s, 10 min nach ISDN-Gabe 36 ± 25 s ($p < 0,05$) (Tabellen 5 u. 6).

Analyse der Ventrikelfunktion

Bei 5 Patienten wurde mittels Katheter-Tipmanometer der enddiastolische Ventrikeldruck bestimmt. Während der Dilatation war ein Anstieg von 14 ± 7 auf

Tabelle 5. Zeiten bis zur ST-Strecken-Anhebung oder -Senkung von mehr als 0,1 mV Gruppe I als Leerwert und nach Gabe von 10 mg ISDN und 20 mg Nifedipin sublingual. Angegeben sind die Einzelwerte mit den Mittelwerten und den Standardabweichungen der Mittelwerte für die Dilatationen 1 min, 5 min, 10 min bzw. 15 min nach Applikation der Substanz

Patient	Leer-wert 1	ISDN (s.l.)			Nifedipin (s.l.)			
		1′	5′	10′	1′	5′	10′	15′
1	19	33	36	38	33	34	36	36
2	20	23	24	60	31	67	60	70
3	Nicht auswertbar							
4	3	7	13	27	22	24	38	33
5	15	25	39	78	33	33	42	–
6	11	16	21	21	25	24	21	19
7	16	17	20	21	20	22	21	–
8	13	14	34	25	25	20	24	26
$\bar{X}$	13,8	19,2	26,7[a]	38,5[a]	27[a]	32[a]	34,5[a]	18[b]
S	5,7	8,4	9,6	22,1	5,3	16,3	14,1	20

[a] $p < 0,01$
[b] $p < 0,05$

Tabelle 6. Zeiten während der Dilatation bis zum Auftreten von ST-Hebung oder -Senkung von mehr als 0,1 mV vor Medikation, nach 20 mg Nifedipin und 10 mg ISDN sublingual in Gruppe II. Angegeben sind die Einzelwerte sowie die Mittelwerte mit den Standardabweichungen der Mittelwerte für die Dilatationen 1 min, 5 min, 10 min bzw. 15 min nach Medikation

Patient	Leer-wert 1	Nifedepin (s.l.)				ISDN (s.l.)		
		1′	5′	10′	15′	1′	5′	10
1	10	15	23	27	27	18	18	30
2	23	11	15	18	–	15	18	18
3	17	20	26	24	33	27	30	30
4	14	13	14	16	25	19	32	29
5	20	29	25	28	28	26	31	33
6	10	8	13	11	15	16	19	25
7	22	33	25	27	24	22	34	42
8	16	16	20	17	17	16	18	20
9	6	9	28	32	–	15	120	100
$\bar{X}$	15,3	17,1	21	22,2[b]	24,1[a]	19,3[b]	35,6	36,3[b]
S	5,8	8,7	5,7	6,9	6	4,6	32,3	24,9

[a] $p < 0,01$
[b] $p < 0,05$

22 ± 8 mm Hg ($p < 0,01$) festzustellen. Nach Gabe von Adalat stieg der Druck von 18 ± 6 auf 21 ± 5 mm Hg während der Dilatation an ($p < 0,05$). Nitroglyzerin führte zu einem Abfall des Füllungsdruckes auf 7 ± 4 mm Hg. Während der nachfolgenden Dilatation stieg der Druck auf 9 ± 4 mm Hg ($p < 0,01$) an.

Bei 7 Patienten wurden zweidimensionale Echokardiogramme vor und nach Medikation ausgewertet (Abb. 7 u. 8). Die Dauer der Dilatation ohne Medikation

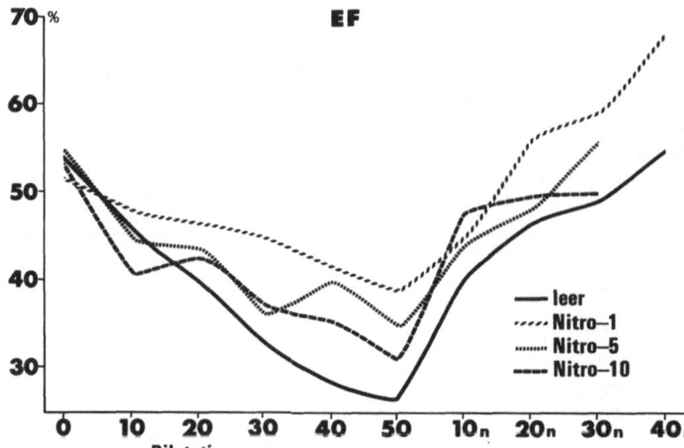

Abb. 7. Änderung der Ejektionsfraktion des linken Ventrikels, bestimmt aus apikalen zweidimensionalen Echokardiogrammen, vor sowie 1 min, 5 min und 10 min nach intrakoronarer Gabe von 0,2 mg Nitroglyzerin

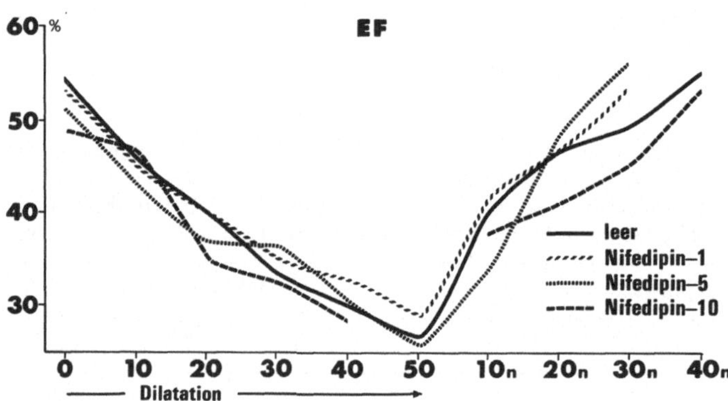

Abb. 8. Änderung der Ejektionsfraktion des linken Ventrikels, bestimmt aus dem apikalen zweidimensionalen Echokardiogramm, vor sowie 1 min, 5 min und 10 min nach intrakoronarer Applikation von 0,2 mg Nifedipin

betrug in dieser Patientengruppe 44 ± 14 min. Nach 0,2 mg Nitroglyzerin ic stieg die Dilatationsdauer auf 61 ± 35 s an. Unter 0,2 mg Nifedipin ic waren signifikante Änderungen nicht zu beobachten. Während der Dilatation stiegen das enddiastolische Volumen leicht, das endsystolische Volumen deutlich und signifikant an. Als Folge der Änderung der Volumina fiel die Ejektionsfraktion von $54 \pm 4\%$ auf $27 \pm 9\%$ ab und lag 30 s nach Dilatationsende bei $49 \pm 10\%$. Unter Nifedipin fiel die Ejektionsfraktion von $53 \pm 9\%$ auf $29 \pm 3\%$ ab. 30 s nach Dilatationsende war der Ausgangswert mit $54 \pm 4\%$ wieder erreicht. Unter Nitroglyzerin dagegen fiel die Ejektionsfraktion nur von $52 \pm 10\%$ auf $39 \pm 10\%$ ab, 30 s nach Dilatationsende betrug die Ejektionsfraktion $59 \pm 9\%$.

Diskussion

Die Angioplastie hat sich als wertvolle Methode zur Behandlung der koronaren Herzerkrankung erwiesen [4, 5, 7]. Sowohl bei Patienten mit stabiler als auch instabiler Angina pectoris können Koronarstenosen erfolgreich dilatiert werden. Die Erfolgsrate liegt heute bei 90%, abhängig von dem koronarographischen Befund und der Erfahrung des Untersuchers. Die Injektion von Nitroglyzerin und Nifedipin führte zu einer Verlängerung der Dilatationsdauer bei den meisten Patienten [8]. Dies zeigte sich darin, daß die Angina pectoris später auftrat, ventrikuläre Extrasystolen unterdrückt wurden oder erst später auftraten und Ischämiezeichen im EKG verzögert zu beobachten waren. Entsprechende Befunde wurden von anderen Autoren vorgetragen (vgl. die Beiträge von Hombach und Stürzenhofecker in diesem Band). Die Kombination beider Substanzen verstärkte die Wirkung der Einzelsubstanzen, so daß von einem additiven Effekt gesprochen werden kann.

In ähnlicher Weise wie die intrakoronare Applikation von Nitroglyzerin und Nifedipin führte auch die sublinguale Gabe von ISDN und Nifedipin zu einer deutlichen Verlängerung der Dilatationsdauer und zu einem verspäteten Auftreten der Ischämie. Wurde Nifedipin nach vorheriger sublingualer Applikation von ISDN gegeben, war ein zusätzlicher Effekt sowohl bezogen auf die Dilatationsdauer als auch auf ST-Strecken-Änderungen im beobachteten Zeitraum nicht zu verzeichnen (Gruppe I). Die zusätzliche Gabe von ISDN nach Gabe von Nifedipin verlängerte die Ischämie dann in 8 von 10 Fällen über den Vorwert hinaus (Gruppe II). Die Effekte, bezogen auf den Aortendruck und koronararteriellen Druck, waren, wie Abb. 3 und 4 zeigen, nicht signifikant unterschiedlich. Damit schieden hämodynamische Gründe als Erklärung aus.

Betrachtet man die Patienten im einzelnen, fällt auf, daß 6 Patienten besonders gut ansprachen. 5/6 Patienten hatten intramurale oder supraapikale Vorderwandinfarkte durchgemacht. Möglicherweise profitieren diese Patienten besonders von der Senkung des O_2-Verbrauchs durch die Abnahme der Wandspannung. Diskutiert werden muß außerdem die Möglichkeit, daß diese Patienten besonders gut kollateralisiert waren und dadurch auf die Medikation gut ansprechen konnten.

ISDN verlängert die Dilatationsdauer um 25 s, Nifedipin um 17 s. Im Maximum der Wirkung betrug die Änderung in Gruppe I 29 s, in Gruppe II 55 s. In Gruppe I war die Ischämietoleranz – bestimmt als Dilatationsdauer – um 83% und in Gruppe II um 172% verlängert worden. In Gruppe I waren 8 von 9 und in Gruppe II 10 von 10 Patienten Responder.

Der ursächliche Mechanismus liegt, wie die vorliegenden hämodynamischen und echokardiographischen Untersuchungen gezeigt haben, in einer Abnahme des Füllungsdruckes des linken Ventrikels und damit der Reduzierung des enddiastolischen/endsystolischen Volumens mit Herabsetzung der Wandspannung, damit des O_2-Verbrauchs. Herzfrequenz und Kontraktilität als andere Determinanten des O_2-Verbrauchs blieben unverändert.

Zusätzlich war zu beobachten, daß Nitroglyzerin und ISDN den arteriellen Mitteldruck senkten, daß aber gleichzeitig der Koronarperfusionsdruck konstant blieb, was als relative Umverteilung des Blutes zugunsten der subendokardialen Myokardgebiete gewertet werden kann.

Die Untersuchungen zeigen, daß Patienten vor der Dilatation Nitroglyzerin und Nifedipin intrakoronar gegeben werden sollte, da hierdurch die Ischämietoleranz des Herzens verlängert und die Sicherheit des Eingriffs für den Patienten erhöht werden kann.

Literatur

1. Erbel R, Krebs W, Henn G, Schweizer P, Richter HA, Meyer J, Effert S (1982) Comparison of single plane and biplane volume determination by two-dimensional echocardiography. I. Asymmetric model hearts. Eur Heart J 3:469–480
2. Erbel R, Schreiner G, Henkel B, Pop T, Meyer J (1983) Improved ischemic tolerance during transluminal coronary angioplasty by intracoronary injection of nitroglycerin. Z Kardiol 72, Suppl. 3:71–73
3. Erbel R, Meyer J, Schmitz HJ, Kiesslich T, Effert S (1983) Percutaneous transluminal coronary angioplasty in patients with unstable angina. Postgraduate Med 59, Suppl. 3:22–25
4. Grüntzig AR, Senning A, Siegenthaler WE (1979) Nonoperative dilation of coronary artery stenosis: Percutaneous transluminal coronary angioplasty. Engl J Med 301:61–68
5. Kaltenbach M, Kober G, Scherer D (1980) Mechanische Dilatation von Koronararterienstenosen. Z Kardiol 69:1
6. Meyer J, Schmitz H, Erbel R et al. (1981) Treatment of unstable angina pectoris with percutaneous transluminal coronary angioplasty (PTCA). Cath Cardiovas Diagn 7:361–371
7. Meyer J, Schmitz H, Kiesslich T et al. (1983) Percutaneous transluminal coronary angioplasty (PTCA) in patients with stable and unstable angina pectoris: A correlative analysis of early and late results. Am Heart J 106:973–980
8. Schreiner G, Erbel R, Henkel B, Pop T, Meyer J (1984) Improved ischemic tolerance during percutaneous coronary angioplasty (PTCA) by antianginal drugs. Eur Heart J 5, Suppl 1:39

Einfluß von Nifedipin auf Koronarfluß und -durchmesser bei koronarer Herzerkrankung [*]

W. SCHULZ und G. KOBER

Einleitung

Berichte über die Gefäßwirkungen von Nifedipin am Tier wurden bereits vor mehr als 10 Jahren publiziert, ohne daß man wußte, ob diese pharmakologischen Eigenschaften für die klinischen Qualitäten von Nifedipin verantwortlich sein würden [4, 8]. Damals war man vorsichtig in der Bewertung dieser Befunde, da andere Pharmaka aufgrund ihrer Koronardilatation als für die antianginöse Therapie ungünstig angesehen wurden. In den darauffolgenden Jahren hat man insbesondere am Beispiel des Nifedipin jedoch gelernt, folgende verschiedenen koronardilatierenden Wirkqualitäten zu unterscheiden, die überwiegend günstig sind und nur in seltenen Fällen auch einmal nicht günstig sein können:
a) Erweiterung epikardialer Koronararterien und Koronarstenosen,
b) Erweiterung von Kollateralen,
c) Erweiterung von metabolisch regulierten Widerstandsgefäßen.
 Bereits 1976 begannen wir mit Untersuchungen zu der Frage, ob Nifedipin auch aufgrund kardialer Effekte antianginös wirkt. In diesem Zusammenhang wurden die Wirkungen auf die Widerstandsgefäße zum einen und die epikardialen Koronararterien zum anderen nach intrakoronarer und intravenöser Gabe von Nifedipin untersucht.

Ergebnisse

Wirkung auf Widerstandsgefäße nach intrakoronarer
und intravenöser Injektion

Es wurde je 10 Patienten 1 mg Nifedipin intravenös oder 0,1 mg Nifedipin intrakoronar gegeben, 5 Patienten erhielten Nifedipin-Plazebo intravenös. Als Maß für den Koronarfluß wurde die koronarvenöse Sauerstoffsättigung gemessen, da nur mit dieser Methode kontinuierliche Messungen über längere Zeit durchgeführt werden können. Eine mit einem Fiberoptikkatheter gewonnene Originalregistrierung ist in Abb. 1 wiedergegeben. Sowohl nach intrakoronarer wie auch intravenöser Infusion ergaben sich ausgeprägte Anstiege der koronarvenösen Sauerstoffsättigung; Ausgangswerte waren jedoch rasch, ca. 5 min nach Beendigung

---

[*] Abteilung für Kardiologie, Klinikum der JWG-Universität Frankfurt/Main, 6000 Frankfurt

                                        W. Schulz u. G. Kober

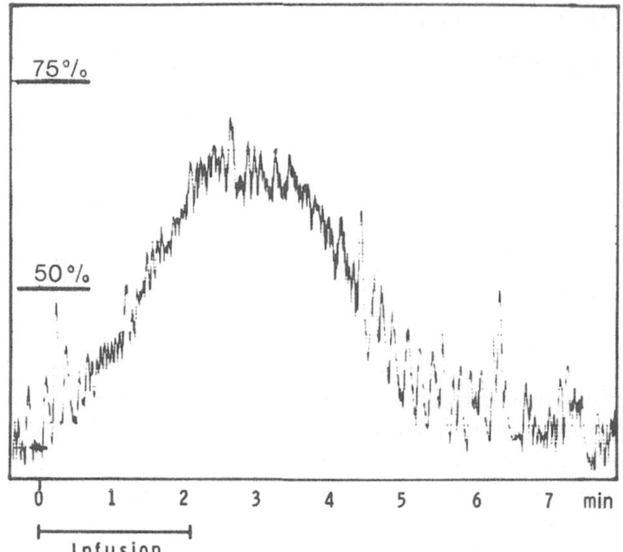

Abb. 1. Originalregistrierung der koronarvenösen Sauerstoffsättigung mit einem Fiberoptikkatheter während und nach Injektion von 0,1 mg Nifedipin in die linke Koronararterie

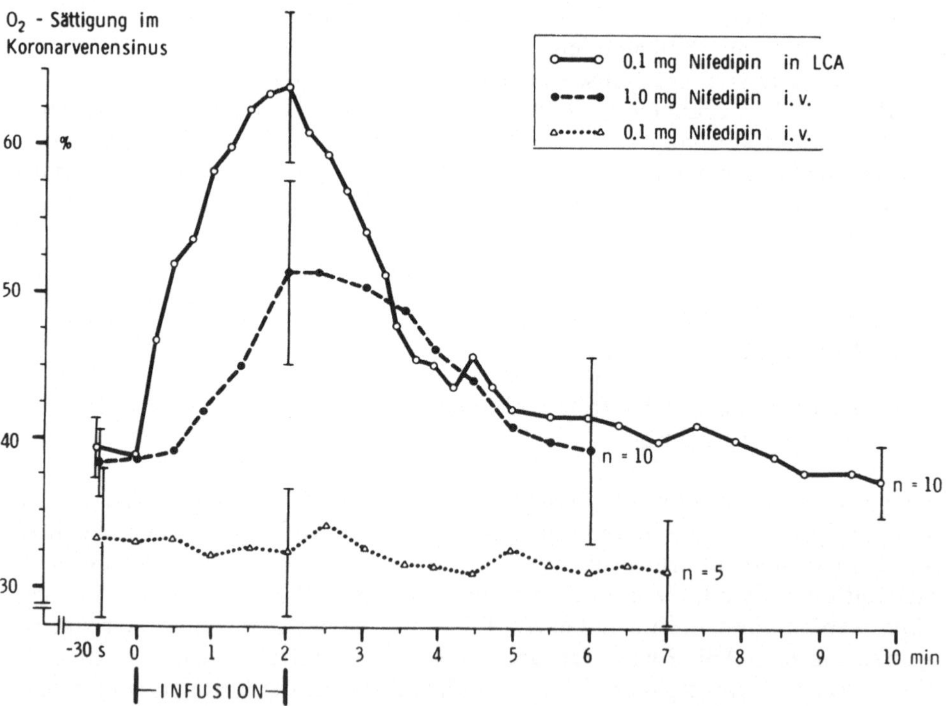

Abb. 2. Mittelwerte der koronarvenösen Sauerstoffsättigung nach intrakoronarer Gabe von 0,1 mg Nifedipin (ausgezogene Linie, 10 Patienten), intravenöser Gabe von 1,0 mg Nifedipin (gestrichelte Linie, 10 Patienten) und Plazebo (gepunktete Linie, 5 Patienten)

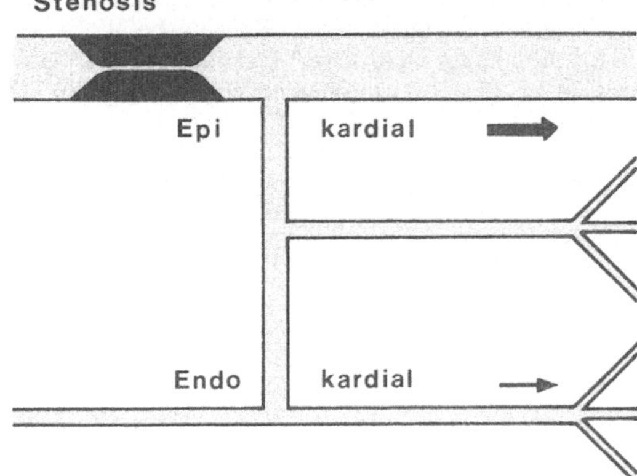

a) Endo/epikardialer Typ

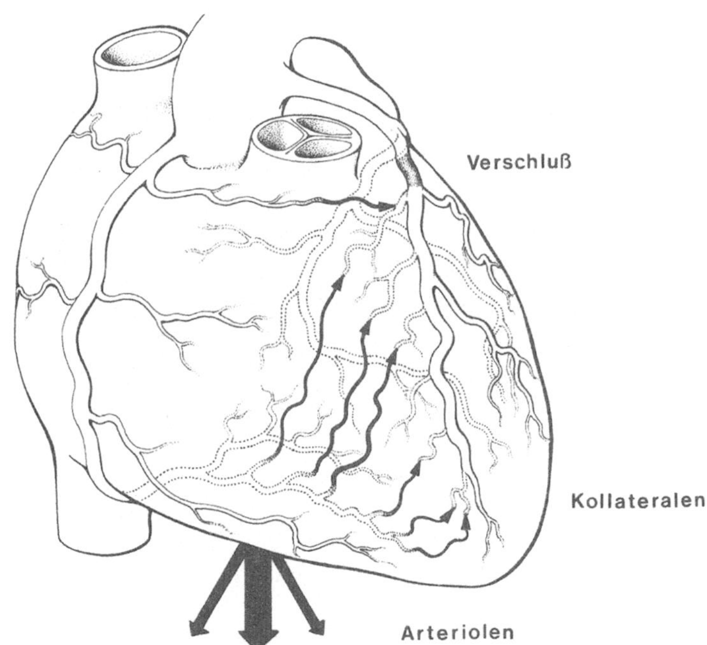

b) Kollateraler Typ

Abb. 3 a, b. Schematische Darstellung der Möglichkeiten, wie eine Umverteilungsstörung und Myokardischämie (Stealphänomen) mit Dipyridamol entstehen können an Patienten mit Koronarstenosen (**a**) und Koronarverschlüssen (**b**). Das kollaterale Stealphänomen ist klinisch relevanter

Tabelle 1. Ergebnisse des an 100 Patienten am Tage vor der Koronarangiographie durchgeführten Dipyridamol-Testes in Abhängigkeit vom Koronarbefall: Ein positiver Test (akute, reversible ST-Senkung von 0,1 mV) hängt nicht vom 1-, 2- oder 3-Gefäßbefall ab, sondern vom Vorliegen von Koronarverschlüssen (nur 1 Ausnahme bei einem Patienten mit einer hochgradigen Stenose des Ramus diagonalis). Dipyridamol-Test (Ergebnisse)

	ST	AP		ST	AP
Patienten mit Stenosen:			Patienten mit Verschlüssen:		
1-VD	5 %	5 %	1-VD	40 %	60 %
2-VD	0 %	30 %	2-VD	42 %	48 %
3-VD	0 %	38 %	3-VD	40 %	60 %

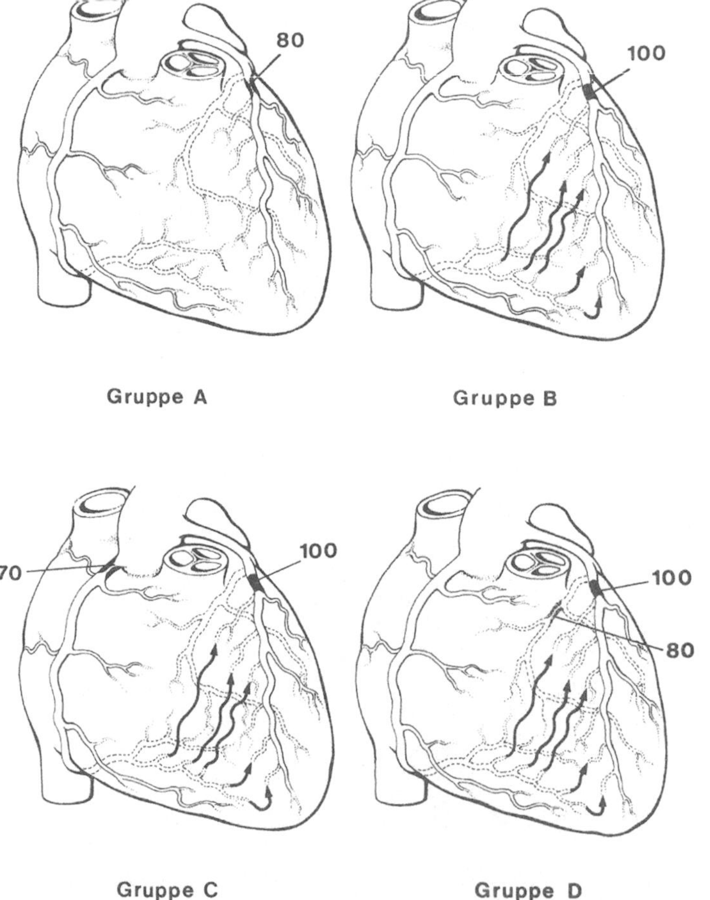

Abb. 4. Schematische Darstellung des Koronarbefalles der 4 untersuchten Patientengruppen: a) in Gruppe A hatten die Patienten nur Koronarstenosen, b) in Gruppe B hatten die Patienten nur Koronarverschlüsse; c) in Gruppe C Verschluß eines koronaren Hauptastes und proximale Stenose des kollateralenabgebenden Gefäßes, d) in Gruppe D Verschluß eines koronaren Hauptastes und Stenosierung des nicht kollateralenabgebenden Gefäßes

der jeweils zweiminütigen Infusion, wieder erreicht. Die Ergebnisse bei allen untersuchten Patienten sind in Abb. 2 dargestellt.

Diese Messungen hatten zum Ziel, anhand eines kardialen Parameters die Äquipotenz intravenöser und intrakoronarer Dosen von Nifedipin abzuschätzen. Die Ergebnisse wurden später von anderen Arbeitsgruppen, die mit Thermodilutionsmethoden den Koronarfluß direkt gemessen hatten, bestätigt [1, 7].

Zunächst wurden diese kurzdauernden Wirkungen von Nifedipin auf die Widerstandsgefäße weder als ungünstig noch als ursächlich für die antianginöse Wirkung angesehen. Hierbei blieben jedoch ältere Untersuchungen zu oraler Gabe von Nifedipin unberücksichtigt. [4, 6], die eine längeranhaltende Erhöhung der koronarvenösen Sauerstoffsättigung erwiesen hatten. Nachdem sich folgende zusätzliche Erkenntnisse ergeben hatten, wurde unter Berücksichtigung der Wirkungen auf die Widerstandsgefäße die Situation der Therapieversager unter Nifedipin neu überdacht:

– Zum einen wurde klinisch offenbar, daß die Reflextachykardie meistens nicht zur Erklärung von Therapieversagern herangezogen werden kann;

– zum anderen hatten wir mit dem Dipyridamoltest ermittelt, daß die Erweiterung von Widerstandsgefäßen im allgemeinen nur dann zu einem Stealphänomen führt, wenn Patienten Koronarverschlüsse und Kollateralen aufweisen (Tabelle 1). Aus diesen Ergebnissen läßt sich ableiten, daß der kollaterale Typ des Stealphänomenes klinisch relevanter ist als der tierexperimentell eingehend untersuchte endo/epikardiale Typ (Abb. 3 a, b).

Die neue „non-responder"-Hypothese auch für Nifedipin war deshalb, daß die längerfristige Dilatation von Widerstandsgefäßen nach oraler Gabe bei bestimmten selektierten Patienten nicht günstig sein könnte. In einer doppelblind randomisierten Studie mit Nifedipin an besonders selektierten Patienten (Aus-

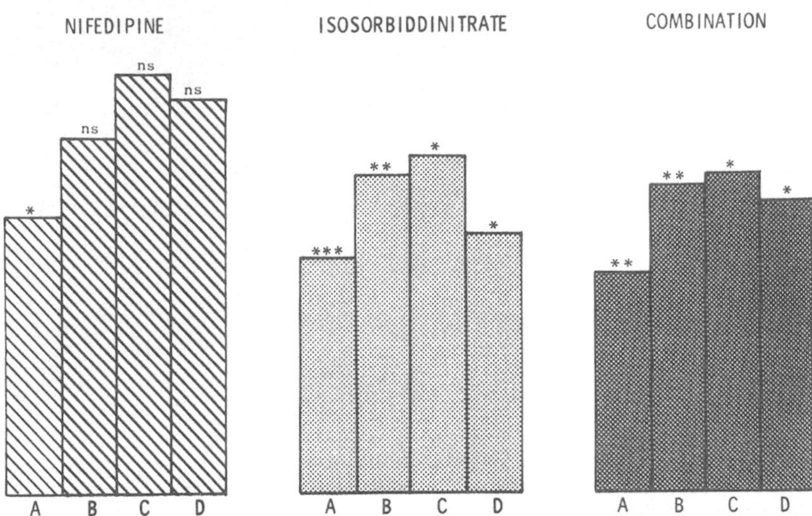

Abb. 5. Prozentuale Änderungen der maximalen ischämischen ST-Streckensenkung in Belastungsuntersuchungen nach Behandlung mit Nifedipin, Isosorbiddinitrat und der Kombination der beiden Medikamente in den 4 untersuchten Gruppen bezogen auf Plazebo (= 100%)

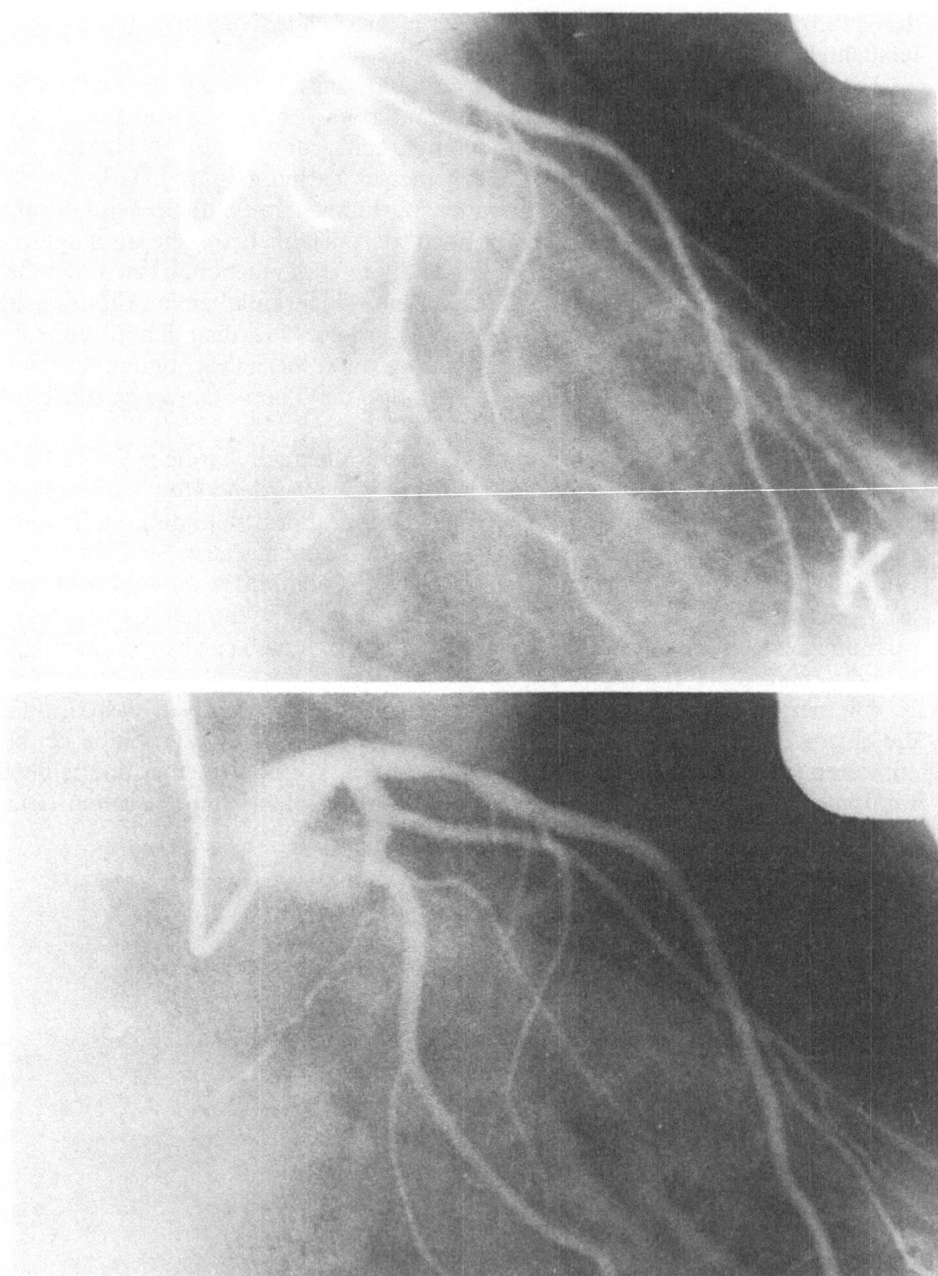

Abb. 6. Beispiel für die Erweiterung einer linken Koronararterie und einer Stenosierung im Ramus interventricularis anterior durch intrakoronare Injektion von 0,1 mg Nifedipin (oben vor, unten nach Nifedipin)

wahlkriterien s. Abb. 4) – z. T. mit ausschließlichen Koronarstenosen einerseits oder ausschließlichen Koronarverschlüssen andererseits – stellten wir fest, daß Nifedipin nicht wirksam ist, wenn Patienten Koronarverschlüsse aufweisen (Abb. 5).

In dieser Untersuchung ergab sich aber auch, daß Patienten, die nur Koronarstenosen aufweisen, günstig auf Nifedipin reagieren.

Wirkung von Nifedipin auf epikardiale Koronararterien nach intrakoronarer und intravenöser Injektion

In tierexperimentellen Arbeiten von Grün u. Fleckenstein [3] wurde gezeigt, daß Nifedipin alle möglichen glattmuskulären Organe, so auch Koronarstreifen vom Schwein, zu dilatieren vermag. Eine solche Wirkung am Menschen wurde noch vor einigen Jahren als kaum denkbar oder als klinisch nicht relevant angesehen, da ja gerade die epikardialen Koronarstenosen, die mit der 4. Potenz des Restradius die poststenotische Durchblutung beeinflussen, erweitert werden müssen. Entgegen der vorherrschenden Pathologenmeinung, daß Koronarstenosen völlig verkalkt und deshalb nicht erweiterbar seien, konnten wir zeigen, daß Koronarstenosen erweiterbar sind. Ein Beispiel ist in Abb. 6 wiedergegeben, die Ergebnisse von 19 ausgewerteten Stenosen sind in Abb. 7 dargestellt. Auch die nichtstenosierten epikardialen Koronararterien werden erheblich erweitert (Abb. 8). Bemerkenswert ist hierbei, daß nach zusätzlicher systemischer Gabe von Nifedipin der

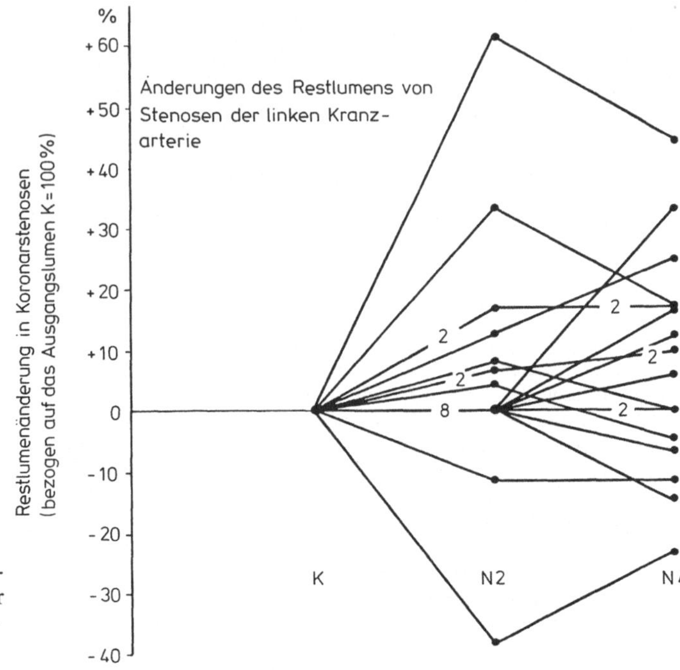

Abb. 7. Prozentuale Änderungen des Restlumens in 19 Stenosen der LCA bezogen auf den Kontrollwert (K = 100%) nach intrakoronarer (N2) und intravenöser Applikation (N4) von Nifedipin

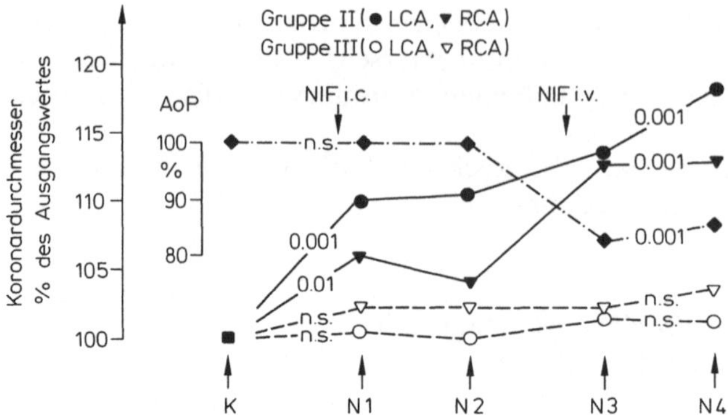

Abb. 8. Mittlere Weitenänderungen der LCA und RCA nach intrakoronarer (0,1 mg) und intravenöser Infusion (1,0 mg) von Nifedipin (Gruppe I: KHK; Gruppe II: Vitien) und Plazebo (Gruppe III: KHK und Vitien). Änderungen bezogen auf den mittleren Kontrollwert 100%. Obwohl der mittlere Aortendruck nach intravenösem Nifedipin absinkt, nehmen die Koronardurchmesser beider Koronararterien weiter zu

mittlere Aortendruck um 14% sinkt und dennoch eine zusätzliche erhebliche Koronarerweiterung eintritt. Dieses Beispiel verdeutlicht die außergewöhnliche vasodilatierende Potenz von Nifedipin auch in epikardialen Koronararterien; sie ist geeignet, druckpassive Effekte zu überspielen. Diese Ergebnisse wurden in der Folgezeit mehrfach bestätigt. Insbesondere die Hannoveraner Arbeitsgruppe hat gezeigt, daß die Erweiterung von Koronarstenosen von der Gegenwart freier, arteriosklerotisch nicht veränderter Wandsegmente abhängt [2, 5]. Solche therapierbaren vasospastischen Komponenten sind bei Koronarkranken häufig; Hinweise darauf, daß bei circa zwei Drittel aller koronarkranken Patienten vasospastische Komponenten wahrscheinlich sind, konnten mit verschiedenen Methoden erlangt werden (Tabelle 2).

Die epikardiale Stenosenerweiterung gilt deshalb heute als wesentliche kardiale antianginöse Wirkkomponente von Nifedipin, die neben den bekannten zusätzlichen extrakardialen Mechanismen über den antianginösen Therapieerfolg entscheidet.

Tabelle 2. Ergebnisse von Untersuchungen zur Häufigkeit von vasospastischen Komponenten in Koronarstenosen: a) funktionell angiographisch = Erweiterbarkeit von Koronarstenosen nach Nitroglyzerin; b) Morphologisch angiographisch = Häufigkeit exzentrisch gelegener Koronarstenosen im Angiogramm; c) anamnestisch = Häufigkeit von „vasospastischen" Beschwerden wie Ruheangina, Kälteangina etc. Häufigkeit von vasospastischen Komponenten

Funkt. angiographische (N = 80)	Hinweise	73%
Morph. angiographische (N = 272)	Hinweise	63%
Anamnestische (N = 419)	Hinweise	89%

Literatur

1. Engel H-J, Wolf R, Hundeshagen H, Lichtlen P (1980) Unterschiedliche Wirkung von Nitroglycerin und Nifedipin auf die regionale Myokarddurchblutung bei Angina pectoris. Z Kardiol 69:185
2. Freudenberg H, Lichtlen PR (1981) Das normale Wandsegment bei Koronarstenosen – eine postmortale Studie. Z Kardiol 70:863
3. Grün G, Fleckenstein A (1972) Die elektromechanische Entkoppelung der glatten Gefäßmuskulatur als Grundprinzip der Coronardilatation durch BAY a 1040. Arzneimittel-Forsch 22:334–344
4. Raff WK, Kosche F, Lochner W (1972) Untersuchungen mit Nifedipin, einer koronargefäßerweiternden Substanz mit schneller sublingualer Wirkung. Arzneimittel-Forsch 22:33
5. Rafflenbeul W, Lichtlen PR (1982) Zum Konzept der „dynamischen" Koronarstenose. Z Kardiol 71:439
6. Schwarzkopf HJ, Schäfer J, Schöttler M, Sedlmeyer I (1972) Der Einfluß von Nifedipin auf die koronarvenöse Sauerstoffsättigung des Menschen bei konstanten Herzfrequenzen. Arzneimittel-Forsch 22:367
7. Serruys PW, Steward R, Booman F, Michels R, Reiber JHC, Hugenholtz PG (1980) Can unstable angina pectoris be due to increased coronary vasomotor tone? Eur Heart J (suppl B) 1:71
8. Vater W, Kroneberg G, Hoffmeister F, Kaller H (1972) Zur Pharmakologie von 4-(2′-Nitrophenyl)-2,6-dimethyl-1,4-dihydropyridin-3,5-dicarbonsäure-dimethylester (Nifedipine, BAY a 1040). Arzneimittel-Forsch 22:1–14

Wirkungsmechanismen von intrakoronarem, sublingualem und intravenösem Nifedipin bei Patienten mit instabiler Angina pectoris *

K. R. KARSCH, M. MAUSER und L. SEIPEL

Einleitung

Van Zwieten et al. beschrieben 1983, daß die Vasokonstriktion nach Aktivierung vaskulärer α_2-Rezeptoren an einen transmembranösen Kalzium-Einstrom gebunden ist [14]. Tierexperimentell wurde von Heusch u. Thämer 1984 gezeigt, daß die poststenotische α_2-Rezeptoren-vermittelte Vasokonstriktion durch den Kalziumantagonisten Nifedipin verhindert wird [5]. Diese Befunde lassen vermuten, daß Nifedipin in der Behandlung von Patienten mit Koronarspasmen zu einer Koronardilatation des Kranzgefäßes führt. Die Relevanz des Nifedipins in der Behandlung von Patienten mit instabiler Angina ist von mehreren Autoren untersucht worden [6, 10].

Die Wirkung des intrakoronar applizierten Nifedipins auf die Koronardurchmesser und die Dynamik der kritischen Stenose bei Patienten mit instabiler Angina pectoris wurde in einer vorausgegangenen Studie analysiert [9], wobei sich eine z. T. erhebliche Lumenzunahme im Bereich der kritischen Stenose fand. Die zusätzliche Gabe von sublingualem Nifedipin resultierte in einer weiteren Zunahme des Lumens sowie in einer Senkung des aortalen Mitteldrucks.

Ziel der jetzigen Untersuchung war es, neben den Effekten des Nifedipins auf die Koronarweite zusätzlich den Einfluß auf die Lastbedingungen des linken Ventrikels und damit die Veränderungen der Volumina und Funktion der linken Kammer zu bestimmen.

Methodik

Insgesamt wurden 30 Patienten mit instabiler Angina pectoris untersucht. Instabile Angina pectoris wurde definiert entsprechend den Kriterien von Alison et al. [1] als eine typische Schmerzsymptomatik mit zunehmender Häufigkeit, Intensität und Dauer sowie neu aufgetretener oder sich verstärkender Ruheangina von mindestens 30 Minuten Dauer. Sämtliche Patienten boten reversible elektrokardiographische Veränderungen vor der Herzkatheteruntersuchung im Sinne einer Myokardischämie. Ein Myokardinfarkt konnte bei allen Patienten durch myokardspezifische Enzymmessungen ausgeschlossen werden.

---

* Medizinische Klinik der Universität Tübingen, Abteilung III

Abb. 1. Schema des Untersuchungsablaufes bei den Patienten der Gruppe 1, die 0,2 mg intrakoronares und 10 mg sublinguales Nifedipin enthielten

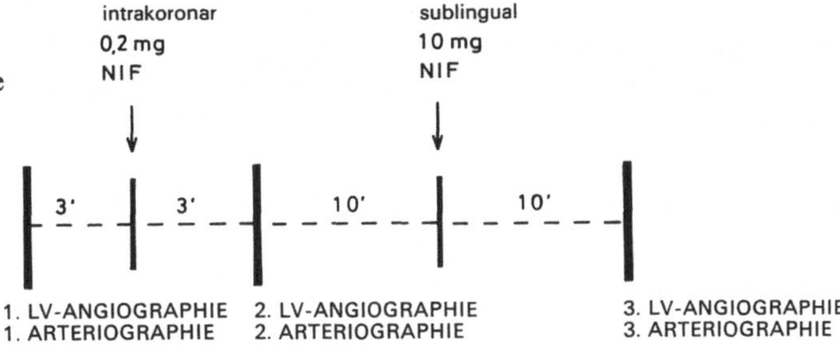

20 Patienten wurden nach dem Protokoll 1 (Abb. 1) mit intrakoronarem und darauffolgend mit sublingualem Nifedipin behandelt. Bei 14 dieser Patienten wurde neben der Bestimmung der Koronarweite auch ein Cineventrikulogramm der linken Kammer nach intrakoronarer und sublingualer Applikation angefertigt. Es wurde jeweils 0,2 mg Nifedipin langsam über 1 Minute intrakoronar appliziert. Sublingual erhielten die Patienten 10 mg Nifedipin.

Untersuchungsablauf

Die Patienten wurden 2 Stunden vor Untersuchungsbeginn mit 10 mg Diazepam oral prämediziert. Bei 10 Patienten erfolgte die Untersuchung nach der Sones-Methode [13] transbrachial, 20 Patienten wurden transfemoral nach der Judkins-Methode [8] untersucht. Vor der Koronarographie wurde bei allen Patienten ein biplanes Cineventrikulogramm der linken Herzkammer mit im Mittel 20 ml Amidotrizoesäure und einem Fluß von 8 bis 10 ml angefertigt. Danach erfolgte die Darstellung der Herzkranzgefäße, wobei zuerst das nach dem Elektrokardiogramm nicht betroffene Kranzgefäß dargestellt wurde. Danach erfolgte die selektive Katheterisierung des ischämiebezogenen Kranzgefäßes. Nach Plazierung des Koronarkatheters in das Ostium der jeweiligen Kranzarterie erfolgte die simultane biplane Darstellung des Gefäßes, meist in einem Winkel von 30° RAO- und 60° LAO-Projektion, so daß ein konstanter 90°-Winkel eingehalten wurde. Nach angiographischer Identifikation des betroffenen Kranzgefäßes erfolgte nach der ersten Koronarinjektion, nach Normalisierung der Drücke und Herzfrequenz, die Gabe von intrakoronarem Nifedipin. Die mittlere Zeitspanne zwischen erster Angiographie des Kranzgefäßes und Gabe von intrakoronarem Nifedipin betrug im Mittel 7,5 ± 2,5 min. 3 min nach der Gabe von Nifedipin intrakoronar erfolgte eine wiederholte Darstellung des betroffenen Kranzgefäßes ebenfalls in biplaner Projektion mit identischer Kontrastmittelmenge. Circa 45 bis 50 s nach der Kontrollangiographie nach intrakoronarer Nifedipinapplikation wurde ein zweites biplanes Cineventrikulogramm des linken Ventrikels mit identischer Kontrastmittelmenge und Injektionsgeschwindigkeit angefertigt.

Nach Normalisierung der hämodynamischen Parameter, wie linksventrikulären enddiastolischen und systolischen Drücken, Herzfrequenz und mittlerem Aortendruck, wurde im Mittel 14 min nach der Kontroll-Cineventrikulographie 10 mg orales Nifedipin sublingual appliziert. Im Mittel 6,5 ± 1,5 min nach Appli-

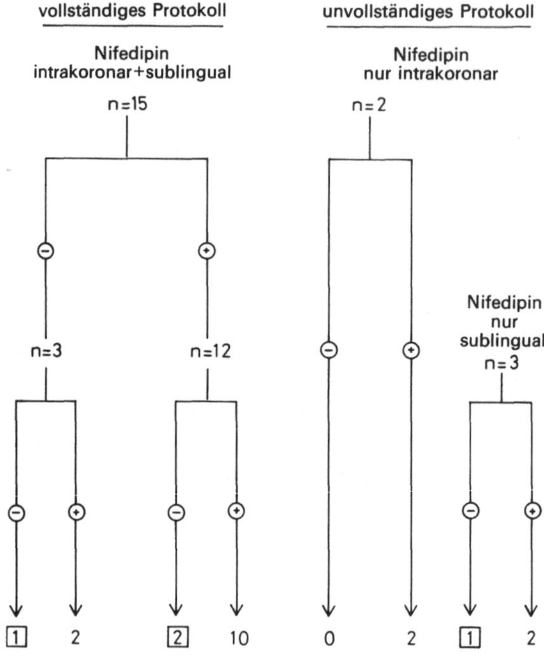

Abb. 2. Übersicht über den Effekt der intrakoronaren bzw. sublingualen Nifedipingabe bei 20 Patienten. Im oberen Abschnitt der Effekt der intrakoronaren Applikation, im unteren der der sublingualen Gabe auf die Koronarweite. (+): Zunahme des Lumens, (−): kein Effekt. Nur bei 15 Patienten konnte das vollständige erste Protokoll durchgeführt werden

kation des oralen Nifedipins wurde in der bereits beschriebenen Weise das ischämiebezogene Herzkranzgefäß reangiographiert. Die Angiographie erfolgte wiederum biplan unter genauer Einhaltung der vorherigen Projektionsebenen. Nach der Kontrollkoronarangiographie wurde im Mittel $3,5 \pm 0,5$ min später nochmals eine Cineventrikulographie der linken Kammer unter Einhaltung der oben beschriebenen Bedingungen durchgeführt.

Bei 5 Patienten wurde das obengenannte Vorgehen aufgrund von Angina-pectoris-Beschwerden nach der Koronarangiographie modifiziert. In zwei Fällen wurde auf ein drittes Cineventrikulogramm der linken Kammer wegen persistierender Angina-pectoris-Beschwerden verzichtet. Bei drei Patienten erfolgte keine Darstellung des linken Ventrikels nach sublingualer Applikation des Nifedipins, da die Patienten eine Zunahme der pektanginösen Beschwerden während der Untersuchung angaben (Abb. 2). Bei keinem Patienten traten vor, während und nach der Untersuchung katheterbedingte Komplikationen auf. Bis auf zwei Patienten wurden sowohl die intrakoronare, die sublinguale sowie die intravenöse Applikation des Nifedipins ohne besondere hämodynamische oder subjektive Beschwerden toleriert. Zusätzliche Begleitreaktionen wurden, insbesondere nach intrakoronarer und intravenöser Nifedipinapplikation, nicht beobachtet.

Bei 10 weiteren Patienten wurde 10 min nach der Kontrollangiographie mit einer intravenösen Dauerinfusion von Nifedipin begonnen. Innerhalb der ersten 10 min wurde jeweils 1 mg i. v. appliziert, während der nächsten 50 min erhielten die Patienten 1 mg Nifedipin i. v./h (Abb. 3).

Die Untersuchungstechnik entsprach der der vorangegangenen Untersuchung mit intrakoronarem bzw. sublingualem Nifedipin.

<u>PROTOKOLL</u>

INTRAVENÖSE NIFEDIPININFUSION   2 mg/h

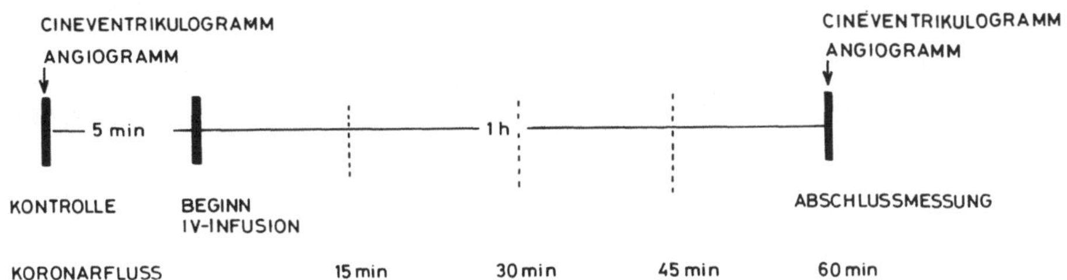

Abb. 3. Protokoll des Untersuchungsablaufes bei intravenöser Nifedipingabe bei 10 Patienten mit instabiler Angina

4 der 10 Patienten, die mit intravenöser Nifedipindauerinfusion behandelt wurden, hatten zu Beginn der Untersuchung eine Angina-pectoris-Symptomatik, die ca. 5 bis 10 min nach Beginn der Nifedipinapplikation verschwand. Die Patienten blieben im gesamten weiteren Beobachtungszeitraum unauffällig. Die biplane Cineventrikulographie und die Kontrollangiographie konnten problemlos durchgeführt werden.

Berechnungen

Die Technik der intravitalen Morphometrie ist ausführlich bereits vorbeschrieben worden [9]. Berechnet wurden der prästenotische (r_{pra}) und der poststenotische Gefäßdurchmesser (r_{post}) sowie der minimale Gefäßdurchmesser im Bereich der Stenose (r_{min}) (Abb. 4). Weiterhin wurde die Fläche im Bereich der kritischen Stenose

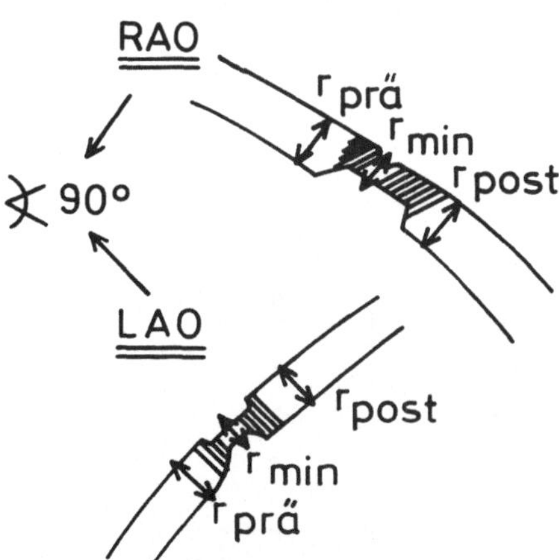

Abb. 4. Schematische Darstellung der quantitativen Auswertung der Koronarweite bzw. des Stenosegrades. Erläuterungen siehe Text

vom Beginn des stenotischen Plaques bis zum distalen Ende planimetriert (r_{min}). Die Ventrikelvolumina wurden aus der durch Bild zu Bild gewonnenen Volumenkurve bestimmt. Volumina wurden nach der Flächen-Längen-Methode berechnet und mit der Regressionsgleichung von Dodge et al. [3] für biplane Cineventrikulogramme umgerechnet und die Ejektionsfraktion in herkömmlicher Weise bestimmt. Die Größe des ischämischen Segments wurde mittels eines Radialmodells berechnet, wobei die Zahl der ischämischen Radien auf die Gesamtzahl der jeweils 90 Radien in RAO- und LAP-Projektion bezogen und in Prozent angegeben wurde.

Ergebnisse

Effekt der intrakoronaren Nifedipinapplikation

Bei insgesamt 17 der 20 Patienten, die nach dem ersten Protokoll untersucht wurden, konnte intrakoronares Nifedipin appliziert werden. Bei 14 der 17 Patienten trat nach intrakoronarer Applikation eine deutliche Lumenzunahme auf, nur 3 Patienten zeigten keine Lumenerweiterung im Bereich der kritischen Stenose (s. Abb. 3). Der minimale Gefäßradius r_{min} im Bereich der Stenose stieg signifikant von $0,82 \pm 0,32$ mm auf $0,99 \pm 0,28$ mm an ($p < 0,01$). Entsprechend verhielt sich die minimale Fläche unter der Stenose, die signifikant von $0,179 \pm 0,088$ mm^2 auf $0,199 \pm 0,089$ mm^2 anstieg ($p < 0,01$), ebenso wie die minimale Diameter ratio, die signifikant von $0,37 \pm 0,028$ mm auf $0,44 \pm 0,032$ mm anstieg ($p < 0,05$) (Abb. 5). Herzfrequenz und mittlerer aortaler Druck zeigten keine signifikante Änderung nach intrakoronarer Nifedipinapplikation. Der linksventrikuläre enddiastolische Druck fiel signifikant von $17,5 \pm 6,5$, auf $13,7 \pm 4,4$ mg Hg ($p < 0,05$) ab. Es fand sich ein deutlicher Anstieg des enddiastolischen Volumenindex von

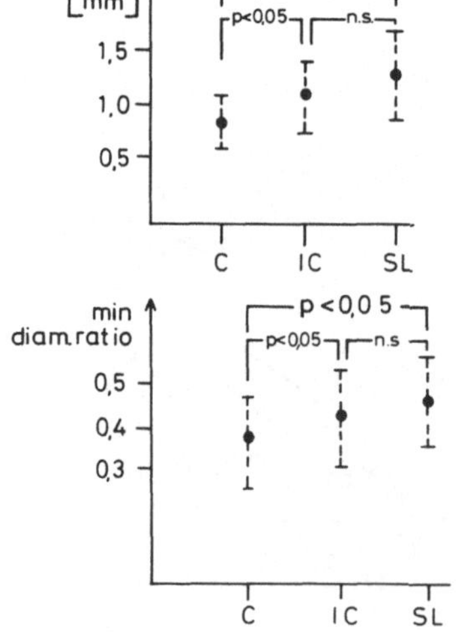
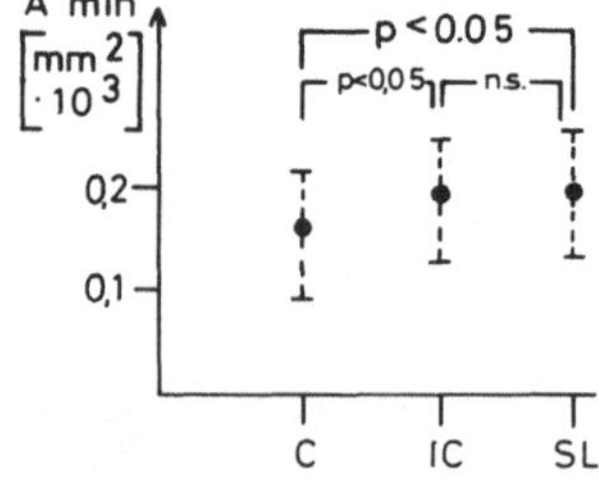

Abb. 5. Effekt der intrakoronaren und sublingualen Nifedipingabe auf den minimalen Gefäßradius im Stenosebereich (r_{min}), die Fläche unter der Stenose (A min) und die minimale Diameter ratio (min diam ratio) im Vergleich zur Kontrollmessung

C = Kontrollmessung
IC = intrakoronare Nifedipingabe
SL = sublinguale Nifedipingabe

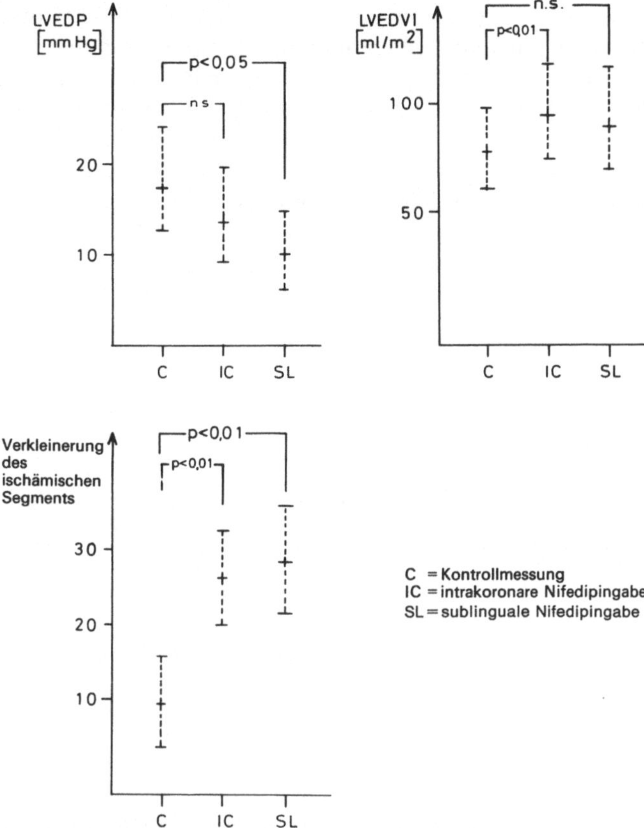

Abb. 6. Einfluß der intrakoronaren sublingualen Nifedipingabe auf den linksventrikulären enddiastolischen Druck (LVEDP), den enddiastolischen Volumenindex (LVRDVI) und die Größe des ischämischen Segments. Bei erheblicher Abnahme des LVEDP tritt eine deutliche Reduktion der Größe der Wandfunktionsstörung bereits nach intrakoronarem Nifedipin ein

$77{,}6 \pm 15{,}2\,\text{ml/m}^2$ auf $91{,}3 \pm 20{,}7\,\text{mm/m}^2$ ($p < 0{,}05$). Der endsystolische Volumenindex zeigte keine signifikante Änderung. Die Ejektionsfraktion änderte sich von $55{,}6 \pm 11{,}1$ auf $58 \pm 9{,}8\%$ ebenfalls nicht signifikant.

Bereits nach intrakoronarer Applikation von Nifedipin kam es zu einer deutlichen Reduktion der ischämischen Bewegungseinschränkung im Areal des kritisch stenosierten Gefäßes. Die Querachsenverkürzung im ischämischen Segment stieg von $10{,}2 \pm 5{,}7$ signifikant auf $27{,}9 \pm 6{,}9\%$ ($p < 0{,}01$) (Abb. 6). Bei insgesamt 18 der 20 Patienten aus der ersten Untersuchungsserie wurde zusätzlich nach der intrakoronaren Nifedipinapplikation sublinguales Nifedipin verabreicht. Vier Patienten zeigten nach der Gabe von sublingualem Nifedipin keine wesentliche Änderung der Koronarmorphologie, während bei 14 Patienten eine deutliche Lumenzunahme im Bereich der kritischen Stenose eintrat. Der minimale Gefäßradius (r_{min}) stieg von $0{,}99 \pm 0{,}28$ nach intrakoronarer Gabe auf $1{,}10 \pm 0{,}35\,\text{mm}$ weiter an, während die minimale Fläche unter der kritischen Stenose keine wesentliche

Änderung zeigte. Ebenso zeigten die minimalen Diameter keinen weiteren signifikanten Anstieg nach sublingualer Applikation des Nifedipins (s. Abb. 5).

Der mittlere Aortendruck wurde nach sublingualem Nifedipin von 94 ± 11 mm Hg auf 89 ± 10 mm Hg signifikant gesenkt ($p < 0,01$), ebenso fand sich eine Senkung des linksventrikulären enddiastolischen Drucks von $13,7 \pm 4,4$ nach intrakoronarem Nifedipin auf $10,4 \pm 4,5$ mm Hg, gegenüber dem Ausgangswert von $17,5 \pm 6,5$ mm Hg fand sich eine hochsignifikante Senkung mit einem $p < 0,01$. Der linksventrikuläre enddiastolische Volumenindex nahm nach sublingualer Applikation von Nifedipin geringfügig von 91,3 auf $88,6 \pm 21,9$ ml/m² ab. Diese Änderung war nicht signifikant. Es fand sich eine signifikante Änderung

Tabelle 1. Übersicht über den Einfluß von intrakoronarem und sublingualem Nifedipin auf den mittleren Aortendruck (AoP mittl.), den linksventrikulär enddiastolischen Druck (LVEDP), den enddiastolischen Volumenindex (LVEDVI), die Ejektionsfraktion (EF) sowie die Größe des ischämischen Segments (IS)

	AoP mittl. [mm Hg]	LVEDP [mm Hg]	LVEDVI [ml/m²]	EF [%]	IS
Kontrollmessung	94 ± 16	17,5 6,5	77,6 15,2	55,6 11,1	10,2 5,7
	n.s.	p<0,05	p<0,05	n.s.	p<0,01
Nifedipin intrakoronar	94 ± 11 (p<0,01)	13,7 4,4 (p<0,01)	91,3 20,7 (n.s.)	58 9,8 (p<0,01)	27,9 6,9 (p<0,01)
Nifedipin sublingual	89 ± 10	10,4 4,5	88,6 21,9	61 8,7	30,3 7,5

Tabelle 2. Übersicht über den Effekt der intravenösen Nifedipininfusion auf die Koronarweite der ischämiebezogenen Koronararterie. Erläuterungen siehe Text

Koronarien vor und nach (2 mg/h) i.v. Adalat				(n = 10)
Durchmesser (mm)	MW ± SD			
	vor	*nach*		
LAO	prox.	$0,237 \pm 0,057$	$0,246 \pm 0,061$	n.s.
	Stenose	$0,088 \pm 0,036$	$0,094 \pm 0,043$	n.s.
	distal	$0,227 \pm 0,057$	$0,224 \pm 0,064$	n.s.
RAO	prox.	$0,241 \pm 0,070$	$0,242 \pm 0,058$	n.s.
	Stenose	$0,076 \pm 0,044$	$0,092 \pm 0,053$	n.s.
	distal	$0,210 \pm 0,065$	$0,226 \pm 0,089$	n.s.
Diameterreduktion %				
LAO		62,4 ± 13,5	59,4 ± 17,3	n.s.
RAO		65,5 ± 20,3	57,6 ± 25,0	n.s.
Flächenreduktion				
		84,9 ± 12,5	80,1 ± 17,2	n.s.

2 Beobachter
Regressionsfaktoren zwischen 0,9902 bis 0,9965

der Ejektionsfraktion bei der Kontrollmessung von $55,6 \pm 11,1$ auf $61 \pm 8,7\%$ ($p < 0,01$). Die Wandbewegung im ischämischen Segment zeigte im Vergleich nach intrakoronarer Nifedipingabe mit $30,3 \pm 7,5\%$ Segmentverkürzung keine wesentliche Änderung nach sublingualer Applikation (Tabelle 1).

Die Änderungen der Koronarmorphologie vor und nach einstündiger Nifedipin-Infusion sind in Tabelle 2 dargestellt. Es fand sich weder eine signifikante Änderung der Durchmesser noch der minimalen Flächen unter der kritischen Stenose vor und nach der intravenösen Nifedipinapplikation. Die Minimaldurchmesser zeigten in der Tendenz einen geringgradigen Anstieg, der jedoch keine statistische Signifikanz erreichte, ebenso wie die minimale Flächenreduktion unter der kritischen Stenose, die von $84,9 \pm 12,5$ auf $80,1 \pm 17,2\%$ abfiel, jedoch ebenfalls statistisch nicht signifikant war.

Diskussion

Wie bereits in vorausgegangenen Untersuchungen gezeigt werden konnte, sind die Effekte von intrakoronar appliziertem Nifedipin auf die Koronarmorphologie erheblich [9]. Der hohe Prozentsatz der Responder in unserem Kollektiv im Vergleich zu den Patienten, die von Schulz et al. [12] sowie von Schanzenbächer et al. [11] untersucht wurden, ist am ehesten auf das Patientenkollektiv zurückzuführen; alle unsere Patienten hatten eine instabile Angina pectoris mit wahrscheinlich höherem Tonus der Gefäßmuskulatur als Patienten mit stabiler Angina (Curry et al. [2]). Nach zusätzlicher sublingualer Nifedipingabe tritt nur noch eine geringe Lumenzunahme im Bereich der kritischen Stenose ein, die deutlich kleiner ist als der Effekt der intrakoronaren Applikation. Diese additive Lumenzunahme ist wahrscheinlich dosisabhängig, wobei spekuliert werden kann, daß bereits die intrakoronare Nifedipingabe zu der wesentlichen Vasodilatation geführt hat, die auch durch eine höhere Dosierung nicht wesentlich gesteigert werden kann.

Im Gegensatz zu den Untersuchungen von Schulz et al. [12] resultierte die intravenöse Dauerinfusion von Nifedipin ähnlich wie die sublinguale Applikation nicht in einer wesentlichen Änderung der Parameter der Koronarweite im kritisch stenosierten Areal der Koronararterie. Von den 10 Patienten, die mit intravenösem Nifedipin behandelt wurden, waren 4 Patienten zum Zeitpunkt der Akutangiographie symptomatisch, während 6 Patienten keine Angina angaben. Alle 4 symptomatischen Patienten wurden unter der intravenösen Infusion mit Nifedipin beschwerdefrei. Bei diesen 4 Patienten trat eine Änderung der Koronarweite im Bereich der kritischen Stenose unter der intravenösen Nifedipingabe ein. Bei den 6 asymptomatischen Patienten ließ sich keine morphometrisch erfaßbare Änderung der Gefäßlumina im Bereich der Stenose nachweisen, so daß im Gesamtkollektiv keine signifikante Änderung eintrat. In Abb. 7 ist als Beispiel der Einfluß von intravenös verabreichtem Nifedipin bei einem Patienten dargestellt, der zum Zeitpunkt der Akutangiographie Angina-pectoris-Beschwerden aufwies. Bei diesem Patienten trat eine deutliche Reduktion der Fläche unter der kritischen Stenose von 83 auf $97\,mm^2$ ein, der mittels Indikatorverdünnung bestimmte Ko-

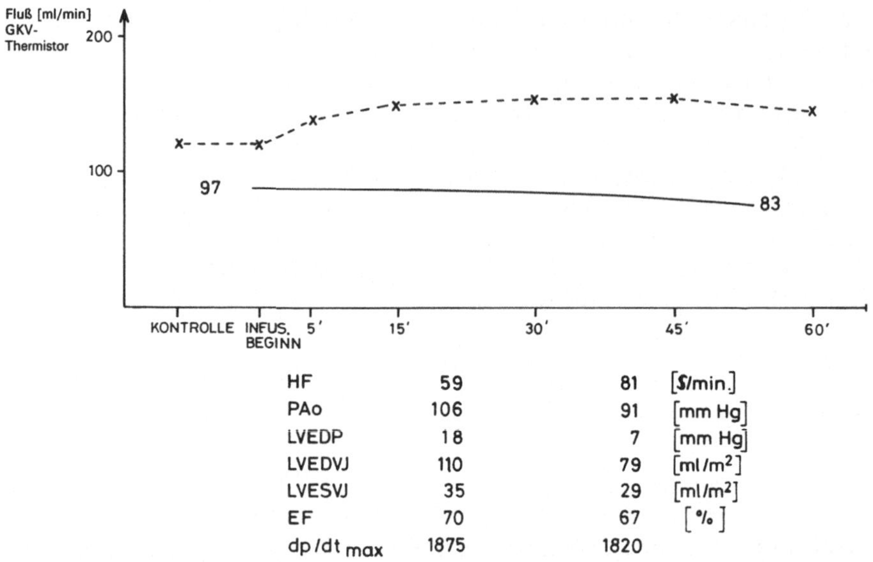

	KONTROLLE	INFUS. BEGINN	
HF	59	81	[S/min.]
PAo	106	91	[mm Hg]
LVEDP	18	7	[mm Hg]
LVEDVJ	110	79	[ml/m²]
LVESVJ	35	29	[ml/m²]
EF	70	67	[%]
dp/dt max	1875	1820	

Abb. 7. Beispiel eines Patienten mit instabiler Angina vor, während und am Ende der 60minütigen Nifedipininfusion. Der Koronarfluß wurde mittels Thermodilution gemessen, das dt/dt_{max} über einen Millar-Kathether-Tip-Manometer. Erläuterung siehe Text

ronarfluß stieg von 110 ml auf 130 ml/min 30 min nach Infusionsbeginn an. Gleichzeitig kam es zu einer erheblichen Reduktion des aortalen Mitteldrucks von 106 auf 91 mm Hg, zu einer deutlichen Abnahme des linksventrikulär enddiastolischen Drucks von 18 auf 7 mm, während die Kontraktilität, gemessen am dp/dt, keine wesentliche Änderung zeigte. Im Vergleich zur Wirkung des sublingualen Nifedipins trat bei diesem Patienten eine deutliche Reduktion des enddiastolischen Volumenindex von 110 auf 79 ml/m^2 ein. Der Effekt des intravenösen Nifedipins bei den 10 Patienten war uneinheitlich, so daß auf die Berechnung von statistischen Mittelwerten der Hämodynamik und Volumina verzichtet wurde.

Neben der potenten Vasodilatation ist der Einfluß des intrakoronaren Nifedipins auf das linksventrikuläre Myokard erheblich, da eine deutliche Senkung des enddiastolischen Druckes bei gleichzeitiger Reduktion der Wandbewegungsstörungen vorhanden ist. Diese Effekte waren in unserem Kollektiv nicht, wie von Hugenholz et al. [7] beobachtet, nachlastabhängig, da der mittlere Aortendruck unverändert bleibt. Der direkte, bereits von Fleckenstein 1969 [4] postulierte, kardioprotektive Effekt am ischämischen Myokard scheint hierbei von entscheidender Bedeutung.

Nicht erklärt werden kann die Zunahme des enddiastolischen Volumens der linken Kammer nach intrakoronarer Nifedipinapplikation. Ursache für die Volumenzunahme ist möglicherweise die vorausgehende Kontrastmittelgabe während der ersten Cineventrikulographie. Bemerkenswert ist, daß nach sublingualer Nifedipingabe und dadurch bewirkter Senkung des aortalen Mitteldrucks die Globalfunktion der linken Kammer verbessert wird. Die Verbesserung der Ejektionsfraktion scheint am ehesten Folge der Senkung der Nachlast, da die Parameter der Koronarmorphologie, d. h. der verbesserten O_2-Zufuhr, nicht signifikant gegenüber der intrakoronaren Nifedipinapplikation zunehmen.

Somit scheint der Effekt des sublingualen Nifedipins primär auf einer O_2-Bedarfsreduktion zu beruhen, während die Wirkung des intrakoronaren Nifedipins einerseits auf eine direkte Koronardilatation und andererseits eine zusätzliche Wirkung am ischämischen Myokard zurückzuführen ist.

Zusammenfassung

Bei 30 Patienten mit instabiler Angina pectoris wurde mittels intravitaler Morphometrie der Einfluß von Nifedipin auf die kritische Stenose sowie die Wirkung auf die linksventrikuläre Funktion und Hämodynamik bestimmt. 20 Patienten erhielten nach der Kontrollangiographie und Ventrikulographie 0,2 mg Nifedipin intrakoronar und nach einer angiographischen Kontrolle 10 mg Nifedipin sublingual. Bei 10 Patienten wurden die Messungen vor und nach einer einstündigen intravenösen Dauerinfusion mit insgesamt 2 mg Nifedipin durchgeführt. Bereits nach intrakoronarem Nifedipin trat eine signifikante Lumenzunahme im Bereich der kritischen Stenose von $0,82 \pm 0,32$ mm auf $0,99 \pm 0,28$ mm auf ($p < 0,01$), nach sublingualem Nifedipin stieg der Durchmesser im Bereich der kritischen Stenose weiter auf $1,1 \pm 0,35$ mm an. Der linksventrikuläre enddiastolische Druck fiel nach intrakoronarem Nifedipin von $17,5 \pm 6,5$ auf $13,7 \pm 4$ mm Hg signifikant ($p < 0,05$) ab, die Achsenverkürzung im Ischämiebereich stieg von $10,2 \pm 5,7$ auf $27,9 \pm 6,9\%$ an ($p < 0,01$). Die Ejektionsfraktion stieg erst nach sublingualem Nifedipin von $55,6 \pm 11,1$ auf $61 \pm 8,7\%$ signifikant an ($p < 0,01$) bei gleichzeitigem Abfall des aortalen Mitteldruckes von 94 ± 11 auf 89 ± 10 mm Hg ($p < 0,01$). Nach intravenösem Nifedipin trat keine signifikante Vasodilatation im Stenosebereich auf. Auch hinsichtlich der Hämodynamik und der linksventrikulären Funktion war der Effekt innerhalb des Kollektivs uneinheitlich. Während 4 symptomatische Patienten eine Zunahme des Lumens im Stenosebereich und eine hämodynamische Verbesserung zeigten, waren diese Effekte bei 6 asymptomatischen Patienten nicht vorhanden. Neben der Vasodilatation hat Nifedipin einen direkten myokardialen Angriffspunkt, der durch Hemmung des Ca^{++}-Einstroms ins ischämische Myokard zur Reduktion der Ischämie führt. Diese Effekte des Nifedipins scheinen dosisabhängig.

Literatur

1. Alison HW, Russell RO, Jr., Mantle JA, Kouchoukos NT, Moraski RE, Rackley CE (1978) Coronary anatomy and arteriography in patients with unstable angina pectoris. Am J Cardiol 41:204–209
2. Curry RC, Pepine CJ, Sabom BM, Feldman RL, Christie LG, Conti CR (1977) Effects of ergonovine in patients with and without coronary artery disease. Circulation 56:803–809
3. Dodge HT, Sandler H, Baxley WA (1966) Usefulness and limitations of radiographic methods for determining left ventricular volume. Am J Cardiol 18:10–19

4. Fleckenstein A, Döring HJ, Leder O (1969) The significance of high-energy phosphate exhaustion in the etiology of isoproterenol-induced cardiac ulcerosis and its prevention by iproveratril, compound D or precylamin. In: Lamasch M, Royer R (eds) International Symposium on Drugs and Metabolism of Myocardium and Striated Muscle. Nancy, pp 11–22
5. Heusch G, Thämer V (1984) Die Bedeutung des sympathischen Nervensystems für die Koronardurchblutung. Z Kardiol 73:543–551
6. Hugenholtz PG, Michels HR, Serruys PW, Brower RW (1981) Nifedipine in the treatment of unstable angina, coronary spasm and myocardial ischemia. Am J Cardiol 47:163–173
7. Hugenholtz PG, Michels HR, Serruys PW, Simoons ML (1984) Treatment of instable angina pectoris with calcium antagonists. In: Althaus U (ed) Calcium Antagonismus; International Symposium on Ca-Antagonism, 1983, Interlaken. Universimed Verlag, pp 130–147
8. Judkins MP (1967) Selective coronary arteriography. Part I. A percutaneous transfemoral technique. Radiology 89:815
9. Karsch KR, Niemcyk P, Voelker W, Seipel L (1984) Dynamik der kritischen Stenose bei Patienten mit instabiler Angina pectoris. Z Kardiol 73:552–559
10. Previtali M, Salerno JA, Tavazzi L et al. (1980) Treatment of angina at rest with nifedipine: A short-term controlled study. Am J Cardiol 45:825–829
11. Schanzenbächer P, Liebau G, Deeg P, Kochsiek K (1983) Effect of intravenous and intracoronary nifedipine on coronary blood flow and myocardial oxygen consumption. Am J Cardiol 51:712–717
12. Schulz W, Krauss G, Kaltenbach M, Kober G (1981) Einfluß von intrakoronarem und intravenösem Nifedipin auf die allgemeine und lokale Gefäßweite von epikardialen Koronararterien bei stabiler Angina pectoris – ein antianginöser Wirkaspekt? Z Kardiol 70:809–815
13. Sones FM, Shirey EK (1962) Cine coronary arteriography. Mod Concepts cardiovasc Dis 31:735–741
14. Zwieten van PA, van Meel JCA, Timmermans PBMWM (1983) Functional interaction between calcium antagonists and the vasoconstriction induced by the stimulation of postsynaptic a_2-adrenoceptors. Circ. Res 52, Suppl 1:77–80

Intravenöse Infusion von Nifedipin bei Patienten mit instabiler Angina pectoris

W. RAFFLENBEUL, C. BOSSALLER und P. LICHTLEN*

Bei Patienten mit instabiler Angina pectoris, besonders bei denen mit wiederholten Anfällen spontan auftretender Angina pectoris, wird als Ursache dieser akuten Attacken eine koronare Vasokonstriktion diskutiert, die sich meist auf eine vorbestehende Koronarstenose aufpfropft [4] und damit deren Schweregrad kritisch erhöht. Aufgrund dieser pathophysiologischen Vorstellung sollte das Krankheitsbild der instabilen Angina pectoris besonders gut auf Kalziumantagonisten reagieren, die zu einer Relaxation der glatten Gefäßmuskulatur führen.

In der vorliegenden Studie haben wir daher die Wirksamkeit der bisher gebräuchlichen intravenösen Infusion von Nitroglyzerin mit der einer Infusion von Nifedipin (Adalat®** [als Infusionslösung]) bei Patienten mit instabiler Angina pectoris verglichen.

Methode

Patientenauswahl

Bei 20 in die Studie aufgenommenen Patienten wird die Diagnose einer instabilen Angina pectoris von einem Kardiologen bei der Aufnahme in die Klinik gestellt. Die Diagnosekriterien sind:
1. Ruheangina (n = 17 Patienten),
2. schwere Belastungsangina (Stufe III–IV der Kanadischen Kardiovaskulären Gesellschaft [1]) seit maximal einer Woche vor der stationären Aufnahme (n = 3 Patienten).

Alle Patienten werden innerhalb von 6 Stunden nach ihrem letzten Anfall auf die kardiologische Intensivstation aufgenommen. Bei 6 Patienten wird die Angina pectoris schon in der Notfallambulanz mit kurzfristig wirkendem sublingualem Nitroglyzerin behandelt. Zum Zeitpunkt der Aufnahme in die Studie haben 7 Patienten akute ischämische Schmerzen.

Therapiegruppen

Auf der kardiologischen Intensivstation werden die Patienten randomisiert auf eine der beiden Therapiegruppen verteilt (Tabelle 1):

---

* Medizinische Hochschule Hannover (siehe Teilnehmerverzeichnis)
** Bayer Leverkusen

Tabelle 1. Randomisiertes Therapieverfahren bei Patienten mit instabiler Angina pectoris

Gruppe I	Gruppe II
n = 10	n = 10
i.v. Nifedipin	i.v. Nitroglyzerin
15–30 mg/24 h	30–60 mg/24 h

Gruppe I: 10 Patienten erhalten jeweils 15–30 mg Nifedipin/24 h über 72 Stunden infundiert.

Gruppe II: 10 Patienten werden mit 30–60 mg Nitroglyzerin/24 h als intravenöse Infusion über einen Beobachtungszeitraum von ebenfalls 72 Stunden behandelt.

In allen Fällen wird versucht, mit einer Standarddosierung zu beginnen, d. h. entweder 15 mg/24 h Nifedipin oder 30 mg/24 h Nitroglyzerin. Bei 3 Patienten, die mit refraktärer Angina auf die Intensivstation kommen, muß zunächst eine höhere Dosis von 30 mg Nifedipin gewählt werden. Diese Dosis kann nach 2 Stunden auf 15 mg/24 h gesenkt werden. In der anderen Gruppe erfordern wiederholte Anfälle von Ruheangina bei 4 Patienten eine zeitweilige Erhöhung der Nitroglyzerindosis von 30 mg auf 60 mg (s. u.).

Klinische Daten

Die klinischen Daten der Patienten sind in Tabelle 2 wiedergegeben. Die meisten Patienten sind Männer mit einem Durchschnittsalter von 55–56 Jahren. Die

Tabelle 2. Klinische Profile der Patienten in beiden Therapiegruppen

	Gruppe I i.v. Nifedipin n = 10	Gruppe II i.v. Nitroglyzerin n = 10
Alter (Jahre)	55 ± 2	56 ± 3
Geschlecht (m/w)	9/1	8/2
Instabiles Anginamuster		
Beginn innerhalb der letzten Woche	2	1
Ruheangina	8	9
Früherer Myokardinfarkt	*3*	*4*
EKG bei Angina pectoris		
ST ↓, T-Welle ↓	6	6
ST ↓	2	1
Vorausgehende antianginöse Therapie (oral)		
ISDN	7 (87 ± 62 mg/die)	9 (109 ± 50 mg/die)
β-Blocker	2	3

Gruppen ähneln sich hinsichtlich der Kriterien instabiler Angina pectoris – die meisten haben Ruheangina –, der Anamnese eines Myokardinfarkts und des Musters der EKG-Veränderungen bei Angina pectoris. Kein Patient hat anamnestische oder klinische Zeichen einer Herzinsuffizienz. Im Hinblick auf die antianginöse Behandlung vor der Studie unterscheiden sich die Dosen der oral verabreichten Langzeitnitrate nicht signifikant zwischen den beiden Gruppen. Jedoch mag die antianginöse Therapie mit relativ hohen Nitratdosen vor Eintritt in die Studie die Reaktion auf intravenöses Nitroglyzerin bei einigen Patienten der zweiten Gruppe beeinflußt haben.

Eine Koronarsklerose wird später bei allen Patienten mittels Koronarangiographie bestätigt.

Messungen

Bei allen Patienten werden Blutdruck (über Femoraliskatheter), Herzfrequenz, Pulmonalkapillardruck und Zahl der Angina-Anfälle während der ersten 12 Stunden stündlich gemessen, später in 3- bis 6stündlichem Abstand über die gesamte Beobachtungsdauer von 72 Stunden. Darüber hinaus wird bei allen Patienten, die Nifedipin i.v. erhalten, das Herzminutenvolumen dreifach durch Thermodilution mit einem Swan-Ganz-Thermistorkatheter gemessen. Systemischer Gefäßwiderstand und Schlagvolumen werden wie folgt berechnet und auf die Körperoberfläche korrigiert:

systemischer Gefäßwiderstand = mittlerer arterieller Druck × 80/HMV

Schlagvolumen = HMV (ml/min) / Herzfrequenz.

Ergebnisse

Abbildung 1 veranschaulicht die Wirkung einer Nifedipin- bzw. Nitroglyzerininfusion bei jeweils 10 Patienten über einen Beobachtungszeitraum von 72 Stunden. Beide Medikamente senken den systolischen wie den diastolischen Druck innerhalb der ersten Stunde. Der Blutdruckabfall ist jedoch bei Patienten mit Nitroglyzerininfusion abrupt und geht mit einer reflektorischen Steigerung der Herzfrequenz einher, während der Blutdruck in der mit Nifedipin behandelten Gruppe gleichmäßiger über die ersten 2–3 Stunden gesenkt wird ohne begleitenden Anstieg der Herzfrequenz. Ein weiterer auffälliger Unterschied ist die *lang anhaltende* Blutdrucksenkung bei den Nifedipinpatienten während der gesamten Beobachtungsperiode, wohingegen bei den Patienten mit Nitroglyzerinbehandlung der Blutdruck innerhalb der ersten 6 Stunden praktisch wieder auf den Ausgangswert zurückkehrt.

Während des Beobachtungszeitraums haben 4 Patienten mit intravenöser Nitroglyzeringabe wiederholte Angina-pectoris-Anfälle bei gleichzeitigem Blutdruckanstieg; Abb. 2 zeigt ein typisches Beispiel. Diese wiederkehrenden Anfälle

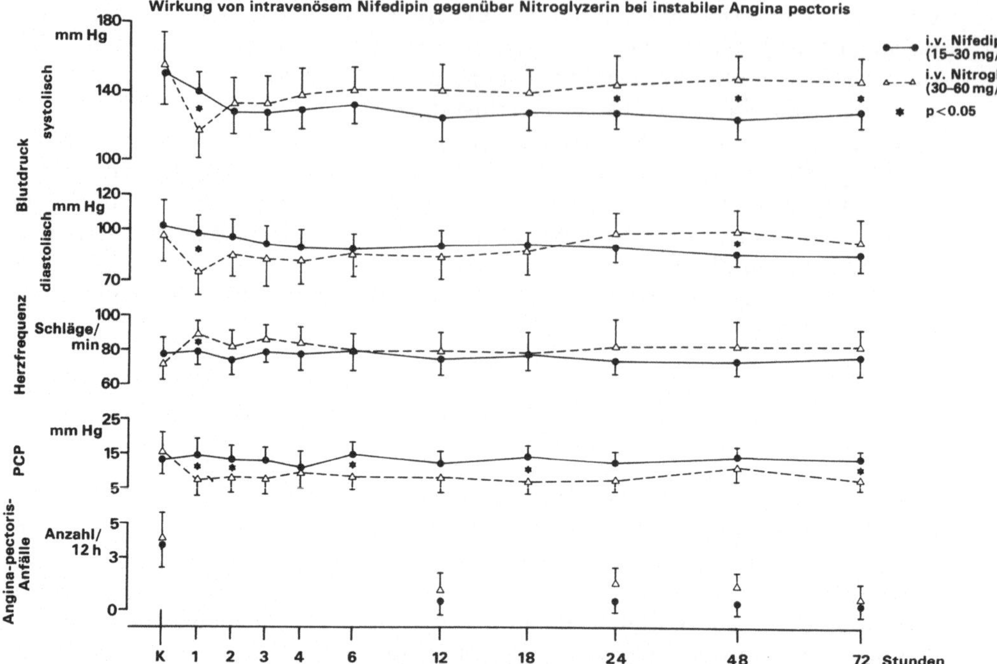

Abb. 1. Wirkung von intravenösem Nifedipin (geschlossene Kreise, durchgezogene Linie) gegenüber Nitroglyzerin (offene Dreiecke, gestrichelte Linie) bei 20 Patienten mit instabiler Angina pectoris. Die Ergebnisse sind als Mittelwerte ($\pm$ Standardabweichung) wiedergegeben. K: Kontrollwerte vor Infusionsbeginn, PCP: Lungenkapillardruck. Die Zahl der Angina-pectoris-Anfälle ist für das gesamte betreffende Intervall angegeben, d. h. 1–12 Stunden, 12–24 Stunden, 24–48 Stunden und 48–72 Stunden. *$p < 0{,}05$ zwischen Nifedipin- und Nitroglyzerinwerten

sind verantwortlich für den signifikanten Blutdruckunterschied zwischen den beiden Therapiegruppen nach jeweils 24 und 48 Stunden.

Der Lungenkapillardruck bleibt von Nifedipin unbeeinflußt, während Nitroglyzerin diesen Parameter über die gesamte Beobachtungsperiode konstant senkt.

Die Gesamtzahl der Angina-pectoris-Anfälle wird in beiden Behandlungsgruppen deutlich gesenkt. In der Nifedipingruppe klagt lediglich ein Patient mehrfach über Ruheangina, während das häufigere Wiederauftreten von Beschwerden bei 4 Patienten zu einer durchgehend höheren Anfallshäufigkeit in der Nitroglyzeringruppe führt.

Bei allen Patienten, die der Nifedipinbehandlung zugeteilt sind, wird das Herzminutenvolumen mit der Thermodilutionsmethode über einen Swan-Ganz-Thermistorkatheter gemessen. Die hämodynamischen Ergebnisse sind in Abb. 3 dargestellt. Der Herzindex steigt von durchschnittlich 3,0 auf 3,6 l/min/m^2, und der Schlagvolumenindex erhöht sich von 42 auf 48 ml/m^2 bei konstanter Herzfrequenz und dauerhaftem Blutdruckabfall. Diese positiven hämodynamischen Wirkungen spiegeln den deutlichen Abfall des peripheren Gefäßwiderstandes bei intravenöser Nifedipininfusion wider.

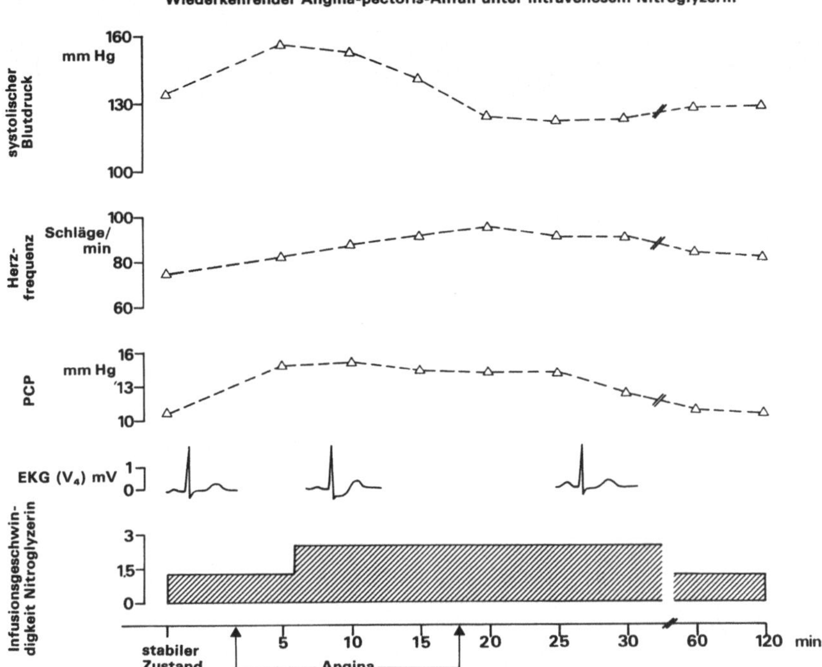

Abb. 2. Typisches Beispiel einer erneuten spontanen Angina-pectoris-Attacke bei einem Patienten unter intravenöser Nitroglyzerininfusion [die Infusionsgeschwindigkeit (ml/min) ist unten angegeben]. Gleichzeitig mit der ST-Strecken-Senkung wurde ein Anstieg des systolischen Blutdruckes, der Herzfrequenz und besonders des Pulmonalkapillardruckes (PCP) beobachtet. Nach Verdoppelung der Nitroglyzerindosis verschwand der stenokardische Schmerz, und die gemessenen Parameter kehrten zu ihren Kontrollwerten zurück

Diskussion

Die instabile Angina pectoris wird als eine bedrohliche Verschlimmerung stenokardischer Symptome verstanden, die vor allem durch das Auftreten von Ruheangina gekennzeichnet ist. Generell macht dieses Syndrom eine stationäre Aufnahme und intensive medikamentöse Behandlung unumgänglich, um das Fortschreiten in einen Myokardinfarkt zu verhindern. Die Standardtherapie bei Patienten mit instabiler Angina pectoris erfordert in erster Linie die Dauerinfusion stark antianginös wirksamer Medikamente, bisher vorzugsweise Nitroglyzerin [2].

Die Ergebnisse dieser Studie zeigen jedoch die Wirksamkeit der intravenösen Nifedipininfusion zur Vorbeugung wiederholter stenokardischer Anfälle bei Patienten mit instabiler Angina pectoris. Über ein 72stündiges Beobachtungsintervall auf der kardiologischen Intensivstation werden wiederholte stenokardische Episoden bei allen Patienten zuverlässig unterdrückt, mit Ausnahme eines Patienten, dessen medikamentös nicht beherrschbare Angina pectoris eine frühe Koro-

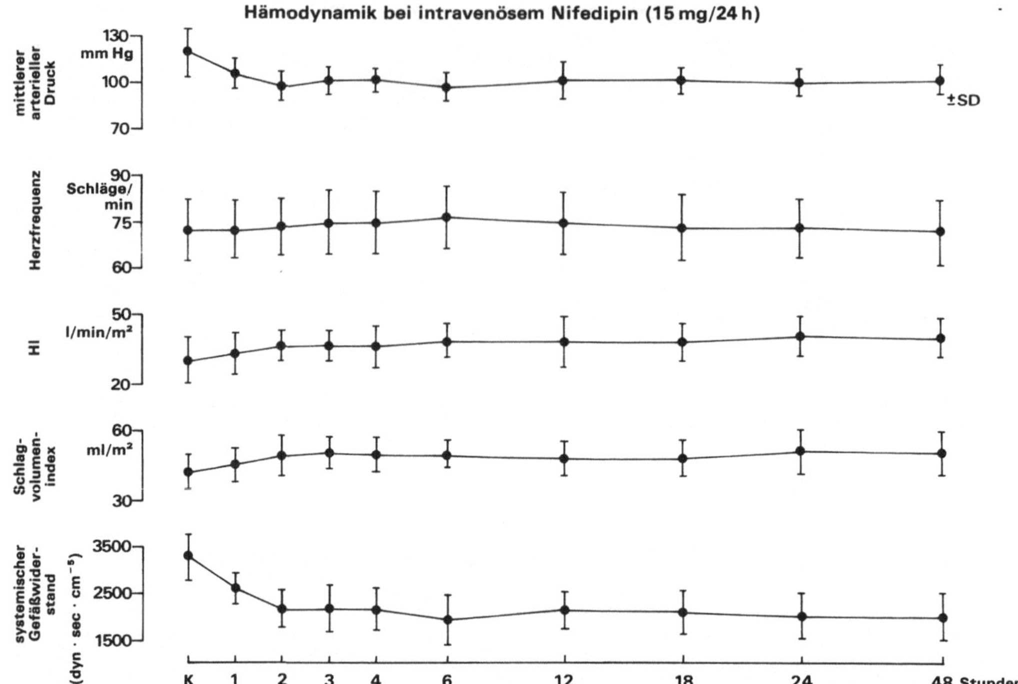

Abb. 3. Hämodynamische Ergebnisse bei 8 Patienten mit instabiler Angina pectoris unter intravenöser Nifedipininfusion. *K:* Kontrollwerte vor Infusionsbeginn. *HI:* Herzindex (Einzelheiten siehe Text)

narographie und anschließende Bypassoperation erforderlich macht. Die wiederholten ischämischen Attacken sind in diesem Fall auch nicht mit einer Kombination aus intravenösem Nifedipin und Nitroglyzerin in hohen Dosen unter Kontrolle zu bringen.

Verglichen mit intravenösem Nitroglyzerin bietet Nifedipin den Vorteil einer beständigeren Kontrolle ischämischer Episoden. Vier Patienten, die intravenöses Nitroglyzerin erhalten, haben wiederholt auftretende Angina-pectoris-Attacken, die jeweils durch eine erhöhte Infusionsgeschwindigkeit des Nitroglyzerins rasch beendet werden können. Diese „Therapieeinbrüche" können teilweise auf die Vorbehandlung mit relativ hohen Dosen oral verabreichter Nitrate zumindest bei einigen Patienten zurückzuführen sein.

Intravenöses Nifedipin entfaltet seine antianginöse Wirkung vorwiegend über eine Senkung des systemischen Gefäßwiderstandes, einer Hauptdeterminante myokardialen Sauerstoffbedarfs. Eine gleichzeitige Erweiterung von Koronarstenosen und/oder Erhöhung der koronaren Durchblutung sind in dieser Studie nicht dokumentiert, können aber zur antianginösen Wirkung beider Medikamente beitragen [7].

In unserer Studie hat Nifedipin praktisch keinen Einfluß auf die Vorlast oder die Herzfrequenz; eine Erfahrung, über die auch andere mit unterschiedlichen Applikationsformen berichten [3, 5, 8]. Dies könnte auf eine relativ langsame, gleichmäßige Senkung des peripheren arteriellen Widerstandes bei einer Infusionsgeschwindigkeit von ca. 0,6 mg/h zurückzuführen sein, die eine reflektorische Steigerung der Herzfrequenz verhindert. Im Gegensatz hierzu wird bei einer Infusionsgeschwindigkeit von etwa 1,2 mg/h Nitroglyzerin eine vergleichsweise abrupte systolische und diastolische Blutdrucksenkung mit kompensatorischer Erhöhung der Herzfrequenz beobachtet. Allerdings muß betont werden, daß kein Patient einen Angina-pectoris-Anfall während dieser Phase reflektorischer Wiederanpassung erlitt.

Die Nachlastsenkung unter Nifedipin ist über den gesamten Beobachtungszeitraum, d. h. über 72 Stunden, zu beobachten, wohingegen sich die Wirkung von Nitroglyzerin auf den peripheren arteriellen Widerstand schon während der ersten 6 Stunden der Infusion allmählich abschwächt. Ob diese Rückkehr des Blutdrucks zu Ausgangswerten innerhalb von 6 Stunden schon eine Tachyphylaxie aufgrund konstant hoher Serumspiegel von Nitroglyzerin darstellt, kann mit unserem Protokoll nicht endgültig beantwortet werden. Die vorteilhafte Wirkung von Nitroglyzerin auf die Vorlast (gemessen als Pulmonalkapillardruck) bleibt jedoch während des gesamten Beobachtungszeitraumes erhalten.

Zusammenfassend wird intravenöses Nifedipin als wirksame Alternative zu intravenösem Nitroglyzerin betrachtet, mit der eine Stabilität der klinischen Symptome vor der dann unbedingt notwendigen Koronarographie bei den meisten Patienten mit instabiler Angina pectoris zu erreichen ist.

Literatur

1. Campeau L (1976) Grading of angina pectoris. Circulation 54:522
2. Curfman GD, Heinsimer JA, Lozner EC, Fung HL (1983) Intravenous nitroglycerin in the treatment of spontaneous angina pectoris: A prospective, randomized trial. Circulation 67:276
3. Hill JA, Feldman RL, Pepine CJ, Conti CR (1982) Randomized double-blind comparison of Nifedipine and isosorbide dinitrate in patients with coronary arterial spasm. Amer J Cardiol 49:431
4. Maseri A (1980) Pathogenetic mechanisms of angina pectoris: Expanding views Br Heart J 43:648
5. Nelson GIC, Silke B, Ahuja RC, Verma SP, Hussain M, Taylor SH (1984) Hemodynamic effects of Nifedipine during upright exercise in stable angina pectoris and either normal or severely impaired left ventricular function. Amer J Cardiol 53:451
6. Parodi O, Simonetti I, L'Abbate A, Maseri A (1982) Verapamil versus propranolol for angina at rest. Amer J Cardiol 50:923
7. Rafflenbeul W, Lichtlen P (1983) Quantitative coronary angiography: Evidence of a sustained increase in vascular smooth muscle tone in coronary artery stenoses. Z Kardiol 72, Suppl 3:87
8. Robinson BF, Dobbs RJ, Kelsey CR (1980) Effects of Nifedipine on resistance vessels, arteries and veins in man. Br J Clin Pharmacol 10:433

Intravenöse Nifedipininfusionstherapie bei akutem Myokardinfarkt – Kontrollierte, randomisierte hämodynamische und enzymatische Untersuchungen im Vergleich zu Isosorbiddinitrat

J. Cyran, P. Kuthan, L. Liebl, M. Baborka, J. Fischer, G. Hesse,
A. Niedermayer, J. Quadbeck, K. Schrenk, S. Appel*, K.-H. Oppitz*
und L. Henselmann

Kalziumantagonisten und Nitrate sind wirksame Substanzen für die Therapie der vasospastischen und stabilen Angina pectoris. Koronarspasmen spielen als Auslöser von Angina pectoris und für die Entwicklung eines Myokardinfarkts eine wichtige Rolle [12, 22]. Über Kalziumantagonisten und Nitrate wurde berichtet, daß beide Substanzgruppen zu einer Verkleinerung des Infarktareals führen [4, 7, 9]. Ursächlich für diesen günstigen Effekt der Kalziumantagonisten werden diskutiert eine Zunahme der Perfusion der Ischämiezone und damit des Sauerstoffangebotes [1, 5, 18, 29] sowie eine Dilatation der großen Gefäße, einer Nachlastreduktion entsprechend, und damit eine Senkung des myokardialen Sauerstoffverbrauchs [18, 19]. Weiterhin gibt es Hinweise für eine direkte myokardprotektive Wirkung der Kalziumantagonisten infolge einer Hemmung eines erhöhten Ca^{++}-Influxes in die ischämische Myokardzelle [13, 25].

Studien über die Anwendung einer intravenösen Dauerinfusion mit Nifedipin bei Patienten mit akutem Myokardinfarkt liegen bisher nicht vor. In einer prospektiven randomisierten Studie haben wir 18 Patienten mit akutem Myokardinfarkt oder Präinfarktangina mit einer Nifedipindauerinfusion über 72 Stunden $(n = 9)$ im Vergleich zu einer Dauerinfusion mit Isosorbiddinitrat $(n = 9)$ behandelt.

Ziel der Studie war es, die Änderung der Pumpfunktion des Herzens, die Kinetik der Kreatinkinase (CK) und der CK-MB zu untersuchen sowie einen Beitrag zur Dosisfindung einer Nifedipindauerinfusion zu leisten.

Patienten

Die 18 Patienten wurden in 2 Gruppen randomisiert. Nach Lebensalter und Geschlechtsverteilung waren die beiden Gruppen vergleichbar. Alle Patienten wurden innerhalb von 12 Stunden nach Schmerzbeginn aufgenommen. In der Nifedipingruppe (mittleres Lebensalter $61,8 \pm 6,8$ J.; 45–71 J.) waren 7 Männer und 2 Frauen, in der ISDN-Gruppe ($52,8 \pm 6,8$ J.; 42–64 J.) 8 Männer und 1 Frau. 1 Patientin aus der ISDN-Gruppe verstarb an einer irreversiblen Rhythmusstörung.

Das mittlere Zeitintervall zwischen Auftreten der Schmerzsymptomatik und Beginn der intravenösen Infusion betrug in der Nifedipingruppe 6,5 Stunden und

---

* Institut für Klinische Chemie und Immunologie des Städt. Krankenhauses München-Neuperlach

in der ISDN-Gruppe 9,4 Stunden. Alle Patienten der Nifedipingruppe hatten einen Myokardinfarkt erlitten, 6 Patienten im Vorderwandbereich, 3 im Hinterwandbereich. In der ISDN-Gruppe erlitten 6 Patienten einen Myokardinfarkt, 3 im Vorderwand- und 3 im Hinterwandbereich. Die 3 restlichen Patienten (2 m und 1 w) hatten eine Präinfarktangina.

Als Eingangskriterien für die Studie wurden typischer, über 15 min anhaltender Infarktschmerz, ST-Hebung im EKG und ein Anstieg der CK-Aktivität (CK > 50 U/l) herangezogen. Patienten mit Zeichen eines Rückwärts- und/oder Vorwärtsversagens bei Aufnahme, mit Hypotension (RR < 100 mm Hg), atrioventrikulärem Block I. oder II. Grades oder Schenkelblock im EKG, Kammerflimmern oder Zustand nach Reanimation wurden in die Studie nicht aufgenommen. Ausgeschlossen wurden ferner Patienten unter 30 und über 75 Jahren.

Methodik

Hämodynamische Bestimmungen

Allen Patienten wurde ein Swan-Ganz-Thermodilutionskatheter in eine A. pulmonalis plaziert. Systolischer, diastolischer und mittlerer Pulmonalarteriendruck, Pulmonalkapillarverschlußdruck und rechtsatrialer Druck wurden gemessen. Der arterielle Blutdruck wurde nach Riva-Rocci bestimmt. Die Berechnung des Herzzeitvolumens erfolgte nach der Thermodilutionsmethode mit Hilfe eines Siemens-HZV-Computers (Sirecust 404) unter gleichzeitiger Messung der Injektattemperatur über einen Thermofühler im Injektionskanal aus jeweils mindestens 3 Kälteinjektionen (10 ml 0,9 prozentige NaCl-Lösung). Die Herzfrequenz wurde über das fortlaufend registrierte EKG bestimmt.

Die Berechnung der hämodynamischen Größen erfolgte nach den Formeln:

$$HI(CI) = HZV/K\ddot{o}rperoberfl\ddot{a}che \ l/min \cdot m^2$$
$$SVI = HI/HF \ ml/m^2$$
$$SVR = 80 \times (PAo - RA)/HZV \ dyn \ s \ cm^{-5}$$
$$PVR = 80 \times (PAP - RA)/HZV \ dyn \ s \ cm^{-5}$$

Die hämodynamischen und enzymatischen Bestimmungen (CK, CK-MB) erfolgten über 72 Stunden – in den ersten 12 Stunden in 2stündlichen Intervallen und anschließend 18, 24, 32, 40, 48, 56, 64 und 72 Stunden nach Bestimmung des Kontrollwerts und Beginn der Infusion (Abb. 1).

Nifedipin- bzw. ISDN-Infusion

Die Nifedipininfusion wurde mit 0,625 mg/h begonnen und unter Kontrolle des arteriellen Drucks (> 100 mm Hg) sowie des PC-Drucks (> 8 mm Hg) über 0,94 mg/h auf 1,25 mg/h gesteigert. Bei einem Patienten wurde die Nifedipininfusion auf 1,56 mg/h erhöht. Allen 9 Patienten wurde Nifedipin über 72 Stunden intravenös und anschließend peroral verabreicht.

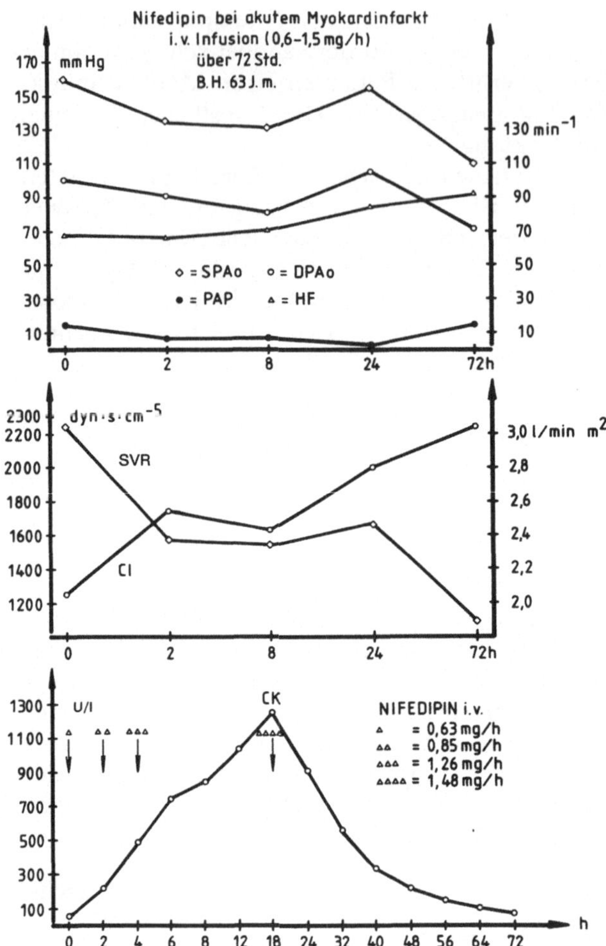

Abb. 1. Verhalten von Herzfrequenz (HF), systolischem und diastolischem Aortendruck (SPAo; DPAo) Herzindex (CI) und peripherem Widerstand (SVR) während einer Nifedipininfusion mit 0,63 mg/h – 1,48 mg/h über 72 Stunden. Zusätzlich ist der Verlauf der CK-Aktivitätskurve dargestellt

Die Patienten der ISDN-Gruppe (n = 9) erhielten 2 mg/h ISDN i.v. Die Dosis wurde unter Kontrolle des PC-Drucks (> 8 mm Hg) und arteriellen Drucks (> 100 mm Hg) auf maximal 4 mg/h gesteigert.

Alle Patienten (n = 18) erhielten eine Standardtherapie mit Diazepam, Heparin, bei Bedarf Analgetika (Oxycodon, Acetylsalicylsäure), Antiarrhythmika (Lidocain, Ajmalin) und Diuretika (Furosemid). Betarezeptorenblocker, Kalziumantagonisten, außer Nifedipin, wurden innerhalb der 72 Stunden nach Randomisierung nicht gegeben. Keiner der Patienten war vor der Aufnahme in die Studie mit Kalziumantagonisten oder Betarezeptorenblockern vorbehandelt.

Enzymbestimmungen

Die CK- und CK-MB-Aktivitätskurven wurden über 72 Stunden bestimmt (Ausgangswert und nach 0, 2, 4, 6, 8, 10, 12, 18, 24, 32, 40, 48, 56, 64, 72 Stunden), die

CK-MB allerdings nur, solange die Gesamt-CK über 200 U/l lag. Die Bestimmung erfolgte nach dem Immuninhibitionstest (Merck, Darmstadt).

Wegen der noch kleinen Patientenzahl wurde auf eine statistische Auswertung verzichtet.

Ergebnisse

Die Änderung von Herzfrequenz und diastolischem Aortendruck zeigt Abb. 2.

Die Ausgangswerte der Herzfrequenz unterscheiden sich in den beiden Gruppen nicht (Nifedipingruppe 81 ± 11 versus 86 ± 11/min in der ISDN-Gruppe, $\bar{x} \pm SD$). Unter Nifedipin bleibt die Herzfrequenz in den ersten 24 Stunden unverändert (86 ± 11/min). Bis zur 72. Stunde nimmt die HF unter Nifedipin auf 92 ± 8/min zu. Unter ISDN steigt die HF ab der 8. bis zur 24. Stunde an, auf 97 ± 10/min. Nach 72 Stunden ist diese Frequenzzunahme nicht mehr nachweisbar. Der Anstieg der Herzfrequenz unter der ISDN-Infusion korreliert mit einer gleichzeitigen Abnahme des diastolischen Pulmonalarteriendrucks, was mögli-

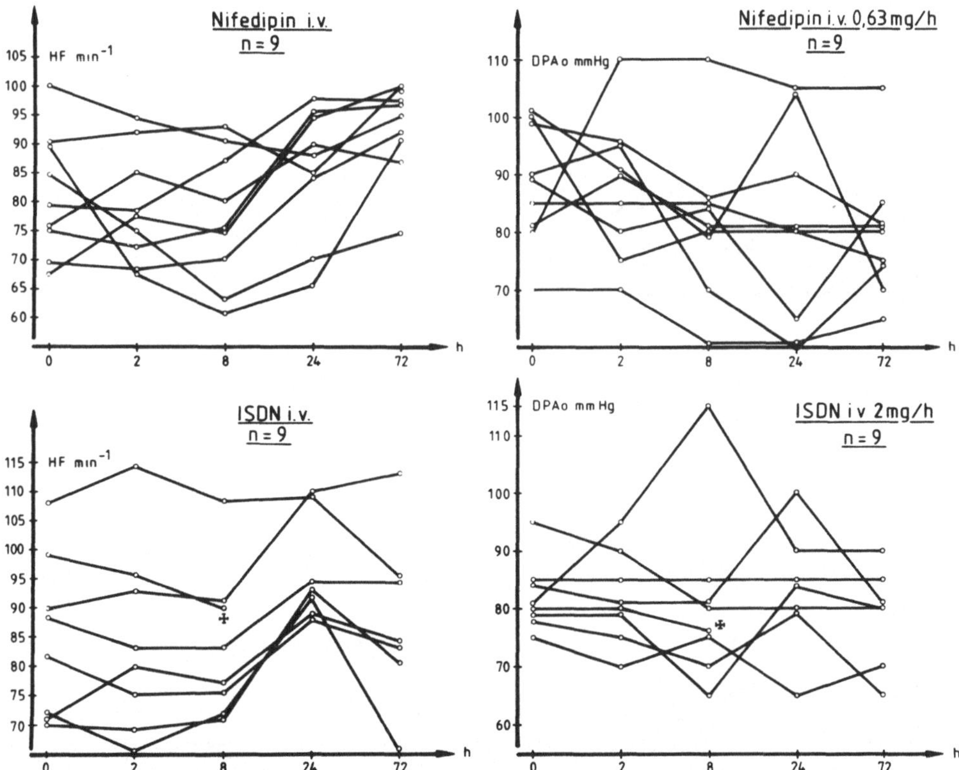

Abb. 2. Änderung von Herzfrequenz (HF) und diastolischem Aortendurck (DPAo) während Nifedipin i.v. im Vergleich zu ISDN (Isosorbiddinitrat) i.v.

cherweise reflektorisch infolge einer verminderten myokardialen Vorlast zu einem Frequenzanstieg führt.

Die Ausgangswerte der systolischen, diastolischen und mittleren Aortendrukke unterscheiden sich in den beiden Gruppen nicht (SPAo in der Nifedipingruppe 134 ± 14 mm Hg vs. 127 ± 15 mm Hg in der ISDN-Gruppe, DPAo 88 ± 9 vs. 82 ± 8 mm Hg, PAo 104 ± 11 vs. 99 ± 11 mm Hg).

Unter Nifedipin nimmt der systolische Aortendruck nur gering ab, nach 2 h auf 125 ± 12 mm Hg, nach 8 h auf 122 ± 13 mm Hg. Der diastolische Aortendruck nimmt von 88 ± 9 mm Hg auf 82 ± 7 mm Hg nach 8 h ab. Systolischer und diastolischer Aortendruck bleiben zwischen der 8. und 72. Stunde unverändert.

Unter ISDN sinkt der systolische Aortendruck auch nur geringgradig von 127 ± 15 mm Hg auf 120 ± 12 mm Hg nach 2 h und auf 114 ± 11 mm Hg nach 8 h. Der diastolische Aortendruck bleibt über den gesamten Untersuchungszeitraum unverändert.

Die Änderung des diastolischen Pulmonalisdruckes und des Herzindex zeigt Abb. 3.

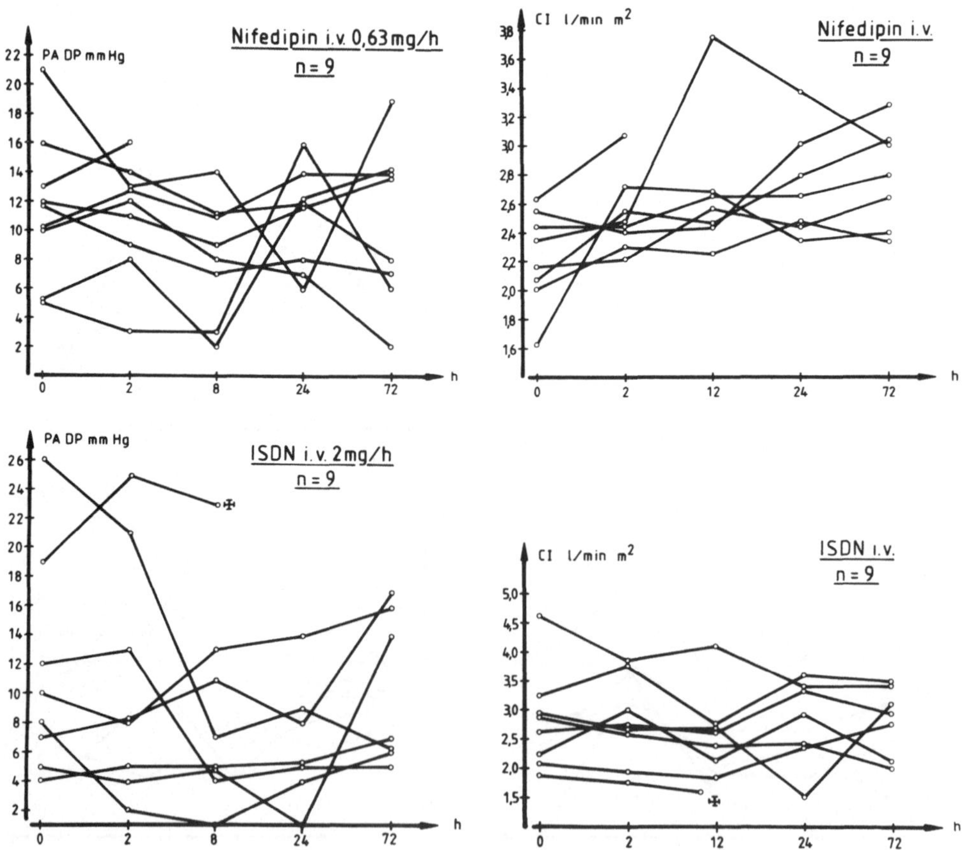

Abb. 3. Änderung von diastolischem Pulmonalarteriendruck (PA DP) und Herzindex (CI) unter Nifedipin i.v. im Vergleich zu ISDN i.v.

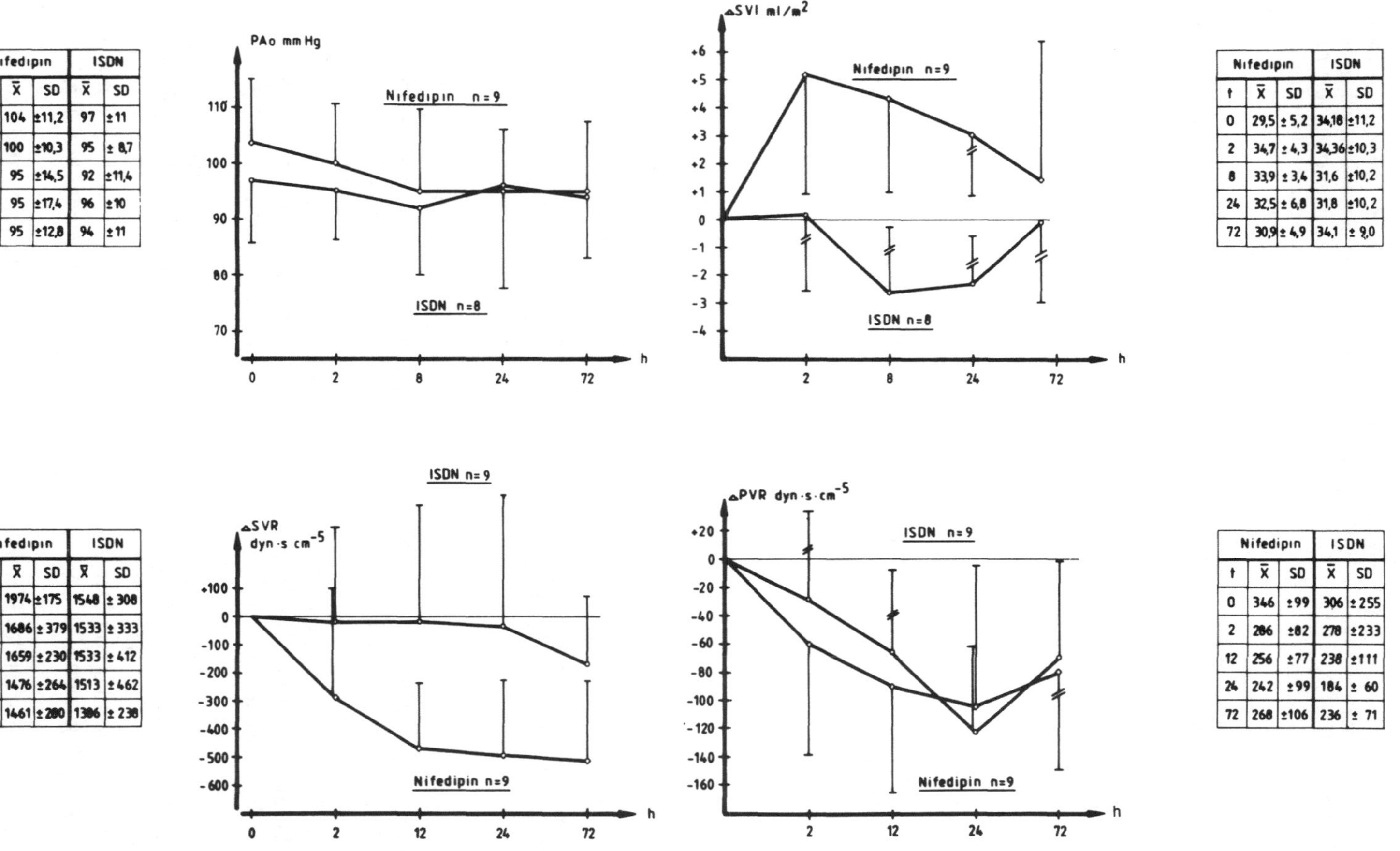

PAo mm Hg:

Nifedipin			ISDN	
t	x̄	SD	x̄	SD
0	104	±11,2	97	±11
2	100	±10,3	95	±8,7
8	95	±14,5	92	±11,4
24	95	±17,4	96	±10
72	95	±12,8	94	±11

ΔSVI ml/m²:

Nifedipin			ISDN	
t	x̄	SD	x̄	SD
0	29,5	±5,2	34,18	±11,2
2	34,7	±4,3	34,36	±10,3
8	33,9	±3,4	31,6	±10,2
24	32,5	±6,8	31,8	±10,2
72	30,9	±4,9	34,1	±9,0

ΔSVR dyn·s·cm⁻⁵:

Nifedipin			ISDN	
t	x̄	SD	x̄	SD
0	1974	±175	1548	±308
2	1686	±379	1533	±333
12	1659	±230	1533	±412
24	1476	±264	1513	±462
72	1461	±280	1386	±238

ΔPVR dyn·s·cm⁻⁵:

Nifedipin			ISDN	
t	x̄	SD	x̄	SD
0	346	±99	306	±255
2	286	±82	278	±233
12	256	±77	238	±111
24	242	±99	184	±60
72	268	±106	236	±71

Abb. 4. Änderung ($\bar{x} \pm$ SD) von arteriellem Mitteldruck (PAo), Schlagvolumenindex (SVI), peripherem (SVR) und pulmonalem PVR) Widerstand während einer Nifedipininfusion im Vergleich zu ISDN i.v.

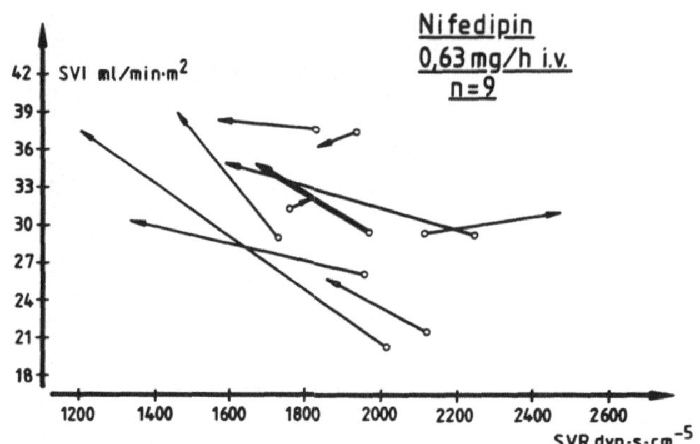

Abb. 5. Abhängigkeit der Zunahme des Schlagvolumenindex (SVI) vom Ausmaß der Reduktion des peripheren Widerstandes (SVR)

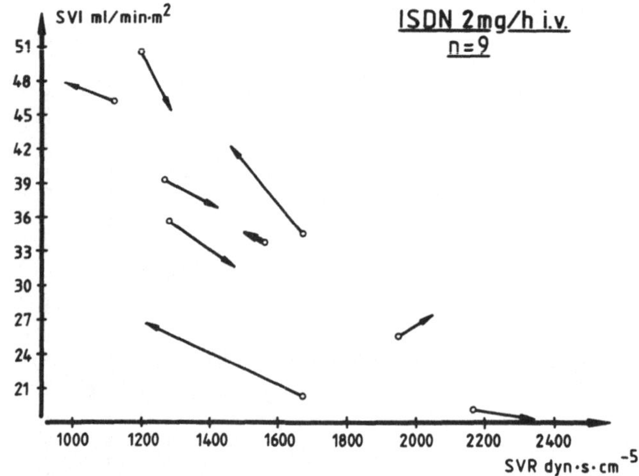

Die Drucke in der A. pulmonalis sind vor Beginn der Infusion in den beiden Gruppen vergleichbar, in der Nifedipingruppe 30 ± 12 mm Hg systolisch vs. 32 ± 13 mm Hg in der ISDN-Gruppe, diastolisch 12 ± 8 mm Hg vs. 11 ± 5 mm Hg und PAP 18 ± 4 mm Hg vs. 18 ± 10 mm Hg. Nach 8 h Nifedipininfusion hat der mittlere Pulmonalisdruck in der Nifedipingruppe auf 13 ± 3 mm Hg abgenommen, bis zur 72. Stunde steigt der mittlere PA-Druck wieder auf 17 ± 5 mm Hg an. Der diastolische PA-Druck liegt in der Nifedipingruppe nach 8 h bei 9 ± 3 mm Hg und nach 72 h bei 11 ± 4 mm Hg.

Unter ISDN ist das Verhalten von mittlerem und diastolischem PA-Druck vergleichbar dem in der Nifedipingruppe. Der mittlere PA-Druck sinkt bis zur 8. Stunde von 18 ± 9 mm Hg auf 14 ± 7 mm Hg ab und steigt bis zur 72. Stunde wieder auf 17 ± 6 mm Hg an. Der diastolische PA-Druck nimmt von 11 ± 8 mm Hg auf 8 ± 4 mm Hg nach 12 h ab und steigt bis zur 72. Stunde wieder auf 10 ± 5 mm Hg an.

Der Ausgangswert des Herzindex liegt in der Nifedipingruppe niedriger als in der ISDN-Gruppe ($2,26 \pm 0,4$ ml/min · m² vs. $2,81 \pm 0,9$ ml/min · m². Unter Nife-

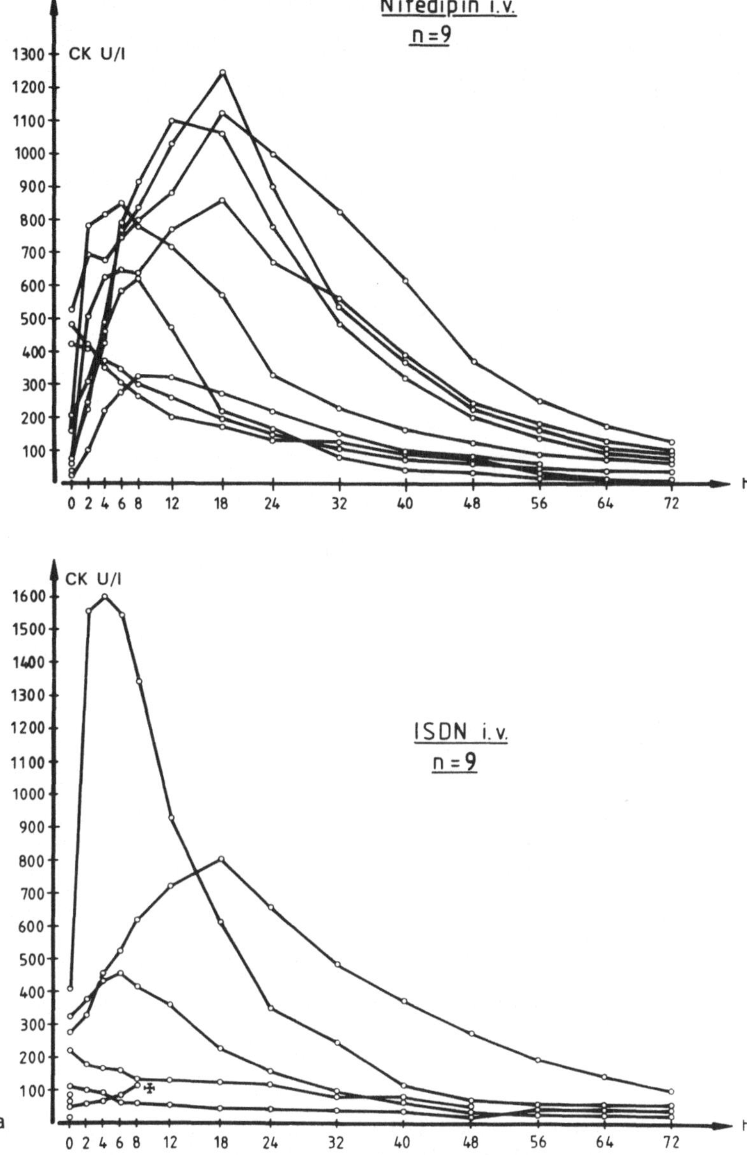

Abb. 6a. Kinetik der CK- und CK-MB-Freisetzung unter Nifedipin i.v. im Vergleich zu ISDN i.v.

dipin steigt der Herzindex (CI) nach 2 h um 15% auf $2,6 \pm 0,35$ l/min $\cdot$ m^2 und nach 72 h um 23% auf $2,79 \pm 0,34$ l/min $\cdot$ m^2.

Unter der ISDN-Infusion bleibt der CI unverändert ($2,77 \pm 0,73$ l/min $\cdot$ m^2 nach 2 h; nach 72 h $2,85 \pm 0,59$ l/min $\cdot$ m^2).

Die Änderung des mittleren Aortendruckes (PAo), des Schlagvolumenindex (SVI), des peripheren Gesamtwiderstandes (SVR) und des pulmonalen Gefäßwiderstandes (PVR) zeigt Abb. 4 ($\bar{x} \pm$ SD).

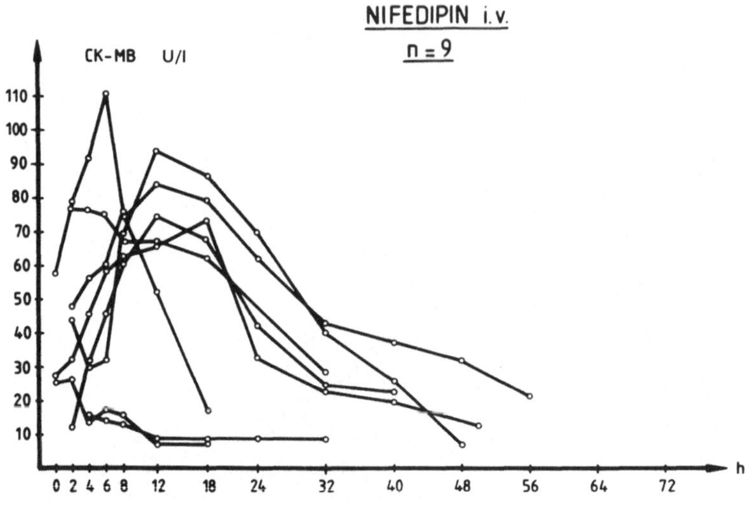

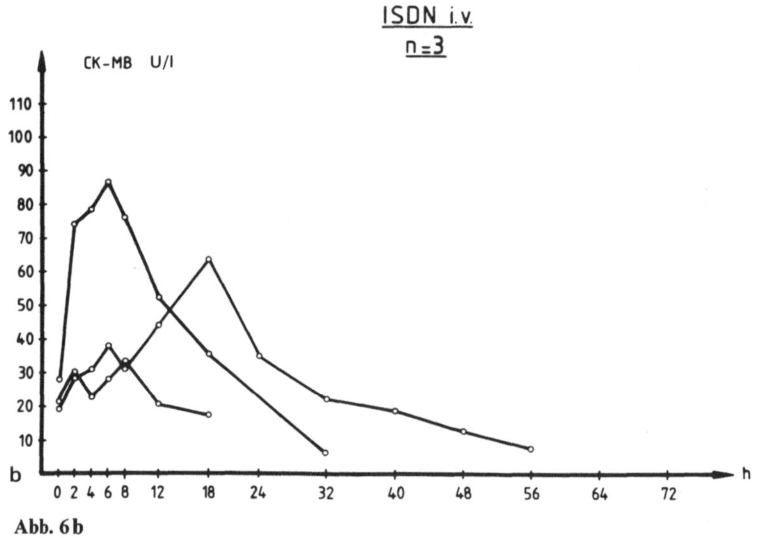

Abb. 6b

Der Ausgangswert des SVI ist in der Nifedipingruppe mit $29{,}5 \pm 5{,}2$ ml/m² niedriger als in der ISDN-Gruppe mit $34 \pm 11{,}2$ ml/m². Unter Nifedipin steigt der SVI nach 2 h auf $34{,}7 \pm 4{,}3$ ml/m², nimmt aber bis zur 72. Stunde infolge des gleichzeitigen Herzfrequenzanstiegs auf $30{,}9 \pm 4{,}9$ ml/m² ab.

Unter ISDN sinkt der SVI von $34{,}2 \pm 11$ ml/m² nach 8 h auf $31{,}6 \pm 10$ ml/m² ab und steigt bis zur 72. Stunde wieder auf $34{,}1 \pm 9$ ml/m² an.

Der Ausgangswert des systemischen Gefäßwiderstandes (SVR) ist in den beiden Patientengruppen verschieden: in der Nifedipingruppe 1974 ± 175 dyn s cm^{-5} und in der ISDN-Gruppe 1548 ± 308 dyn s cm^{-5}.

Unter Nifedipin nimmt der SVR über 1686 ± 379 dyn s cm^{-5} (-15%) nach 2 h auf 1461 ± 280 dyn s cm^{-5} (-26%) nach 72 h ab, während der SVR in der

ISDN-Gruppe in den ersten 24 Stunden unverändert bleibt (1513 ± 462 dyn s cm^{-5}). Bis zur 72. Stunde geht der SVR bei den ISDN-behandelten Patienten um 10% auf 1386 ± 238 dyn s cm^{-5} zurück.

Der pulmonale Gefäßwiderstand (PVR) ist in beiden Grupen vergleichbar (Nifedipingruppe 346 ± 99 dyn s cm^{-5} vs. 306 ± 255 dyn s cm^{-5} in der ISDN-Gruppe). Bis zur 24. Stunde nimmt der PVR unter Nifedipin auf 242 ± 99 dyn s cm^{-5} (-30%) und in der ISDN-Gruppe auf 184 ± 60 dyn s cm^{-5} (-40%) ab. Nach 72 h hat der SVR bei beiden Gruppen um 23% abgenommen (Nifedipingruppe 268 ± 106 vs. 236 ± 71 dyn s cm^{-5} in der ISDN-Gruppe).

Die Verbesserung der myokardialen Pumpfunktion ist unter Nifedipin ausgeprägter als unter ISDN, was in erster Linie auf die Nachlastreduktion durch Nifedipin zurückzuführen ist. Dabei ist die Zunahme des Schlagvolumens abhängig vom Ausmaß der Reduktion des peripheren Gefäßwiderstandes (Abb. 5).

Der koronare Perfusionsdruck, errechnet aus diastolischem Aortendruck und Pulmonalkapillarverschlußdruck, bleibt in der ISDN-Gruppe unverändert (71 ± 7 vs. 69 ± 6 mm Hg). In der Nifedipingruppe besteht eine Tendenz zur Abnahme (76 ± 7 vs. 69 ± 5 mm Hg).

CK- und CK-MB-Kinetik

Die Kinetik der CK- und CK-MB-Freisetzung ist in den beiden Patientengruppen vergleichbar (Abb. 6). In der Nifedipingruppe betrug das Intervall von Schmerzbeginn bis CK-Maximum $19,4 \pm 0,7$ h und in der ISDN-Gruppe $19,7 \pm 0,8$ h.

Die aus dem zeitlichen Aktivitätsverlauf entnommenen Enzymmaxima der CK liegen in der Nifedipingruppe im Mittel mit 785 ± 277 U/l niedriger als in der ISDN-Gruppe mit 881 ± 338 U/l. Die Maxima der CK-MB liegen bei 65 ± 17 für die Nifedipingruppe und bei 57 ± 21 U/l in der ISDN-Gruppe.

Nebenwirkungen

Sowohl die Nifedipin- wie auch die ISDN-Infusion wurden gut toleriert. Bei keinem Patienten mußte die Nifedipin- oder die ISDN-Infusion abgebrochen werden. In der verabreichten Nifedipindosis traten keine Nebenwirkungen auf. 2 der 9 Patienten, die mit ISDN behandelt wurden, klagten über Kopfschmerzen. Im Gegensatz zu einer bei oraler Nifedipintherapie gelegentlich beobachteten Herzfrequenzzunahme beobachteten wir unter intravenöser Infusion von Nifedipin initial keine Frequenzzunahmen.

Diskussion

Über die Anwendung von Nifedipin bei Patienten mit akutem Myokardinfarkt liegen bisher nur vereinzelte Mitteilungen vor [1, 3, 16, 17, 24, 27]. Eine kontrollierte, randomisierte klinische Studie mit einer intravenösen Dauerinfusion von Nifedipin ist uns nicht bekannt. Angelino et al. [1] berichteten über 15 Patienten mit akutem Myokardinfarkt, die mit einer intravenösen Bolusinjektion von 0,015 mg/kg und anschließend alle 6 Stunden mit 0,005 mg/kg Nifedipin als Bolus behandelt wurden. Angelino et al. [1] sahen unter Nifedipin einen Wash-out-Effekt, vergleichbar der Reperfusion nach Streptokinase, mit Anstieg der Plasma-CK. Henry [15] untersuchte die Hämodynamik bei 17 Patienten mit akutem Myokardinfarkt und fand nach 10 mg Nifedipin sublingual einen Anstieg des Herzindex um 20% bei einer gleichzeitigen Reduktion des SVR um 23%. Der linksventrikuläre Füllungsdruck blieb in dieser Untersuchung unverändert.

Unsere Untersuchungen mit einer intravenösen Nifedipininfusion weisen vergleichbare Änderungen der Hämodynamik nach, wie sie aus Studien bei Patienten mit koronarer Herzkrankheit, jedoch ohne akuten Myokardinfarkt bekannt sind: eine Reduktion des peripheren Gefäßwiderstandes und eine Zunahme der Pumpfunktionsparameter Schlagvolumenindex und Herzindex [6, 20, 21]. Im Gegensatz zu einer oralen Applikation von Nifedipin haben wir keine Änderung des arteriellen Blutdrucks und keine initiale Reflextachykardie unter der Nifedipininfusion beobachtet [3, 16, 27]. Das erscheint von Wichtigkeit, da unsere Untersuchungen zeigen, daß trotz kontinuierlicher Zufuhr von 1,25 mg/h Nifedipin der koronare Perfusionsdruck weitgehend unverändert bleibt. Die Reduktion des SVR ist auf eine periphere Wirkung des Nifedipins auf die glatte Gefäßmuskulatur zurückzuführen [19, 27]. Die Abnahme des pulmonalen Gefäßwiderstandes und die verbesserte myokardiale Pumpfunktion sind Hinweise dafür, daß Nifedipin in der verabreichten Dosis keine negativ inotrope Wirkung auf das Myokard hat, sondern daß eher von einem myokardprotektiven Nifedipineffekt auf das ischämische Myokard zu sprechen ist [8, 10, 26].

Im Gegensatz zu Nifedipin wurde nach wiederholter intravenöser Verapamil-Bolusinjektion bei Patienten mit akutem Myokardinfarkt eine Reduktion von Herzzeitvolumen und arteriellem Blutdruck beobachtet [5]. Trotzdem wurde eine dosisabhängige Infarktverkleinerung unter Verapamil in dieser Studie beschrieben.

Auch experimentelle Untersuchungen kamen zu dem Ergebnis, daß Kalziumantagonisten die Infarktgröße verkleinern. Henry et al. [13] und Selwyn et al. [29] beobachteten dies bei Nifedipin, Reimer et al. [28] und De Boer et al. [7] für Verapamil. Weintraub et al. [30] und Henry et al. [13] fanden zusätzlich eine verbesserte Ventrikelfunktion nach Myokardinfarkt bei Nifedipin-behandelten Hunden. Als Ursache hierfür wird sowohl ein vergrößerter Koronarfluß im Ischämieareal [13, 14, 29] wie auch ein direkt protektiver Effekt der Kalziumblocker auf die ischämische Myokardzelle [13, 30] diskutiert. Dabei ist das Ausmaß der Infarktverkleinerung bei Nifedipin dosisabhängig. Dosierungen, die zu einer Abnahme des arteriellen Blutdrucks um 30% führen, gingen mit einer Reduktion der Perfusion des ischämischen Areals und einer Infarktvergrößerung [14, 29] einher. Die Abnahme des arteriellen Blutdruckes betrug in unserer Studie im Mittel nur 9%.

Wurde FR 7534, ein lichtstabiles Derivat von Nifedipin, hoch dosiert und gleichzeitig der arterielle Blutdruck mit Phenylephrin unverändert gehalten, wurde das Infarktareal kleiner als ohne die Blutdruckstabilisierung mit Phenylephrin

[23]. Daraus ist zu schließen, daß Nifedipin in einer individuellen Dosierung ohne Reduktion des arteriellen Blutdrucks in hypotensive Bereiche gegeben werden sollte.

Die Anstiegssteilheit und die Abfallgeschwindigkeit der CK-Aktivitätskurven ist in unseren beiden Patientengruppen vergleichbar, wobei eine sichere Aussage wegen der kleinen Patientenzahl noch verfrüht erscheint. Aus dem gleichen Grund sind noch keine Aussagen betreffs der CK- und CK-MB-Infarktgröße in den beiden Patientengruppen möglich.

In der Nifedipingruppe betrug das Intervall zwischen Schmerzbeginn und Infusionsbeginn im Mittel 6,5 h, in der ISDN-Gruppe 9,4 h. Wie Untersuchungen mit Nifedipin [1], mit Nitroglyzerin [4] und mit Verapamil [5] zeigen, sind Einflüsse auf Enzymverlauf und elektrokardiographische Nekrosezeichen bei Patienten mit akutem Myokardinfarkt auch nach vergleichbaren Zeitintervallen möglich und führen zu einer Verkleinerung der zu erwartenden Infarktgröße. Verapamil verkleinerte dosisabhängig auch nach einem mittleren Applikationsintervall von 8 Stunden das Infarktareal [5]. Dies steht im Gegensatz zu tierexperimentellen Ergebnissen, was zumindest teilweise mit dem Fehlen koronarer Kollateralen beim Tier (Hund, Pavian) erklärt werden kann [11]. Außerdem ist beim Menschen die Entwicklung eines aktuen Myokardinfarkts ein dynamischer Prozeß über Stunden, der vom Ausmaß der Restperfusion beeinflußt wird [2].

Unabhängig davon sollten pharmakologische Maßnahmen so frühzeitig wie nur möglich erfolgen. Es ist davon auszugehen, daß das Intervall zwischen Symptombeginn und Infusionsbeginn mit Nifedipin entscheidend ist für das Ausmaß der Myokardprotektion. Weitere Untersuchungen mit unterschiedlicher Dosierung von Nifedipin sind notwendig, ggf. initial mit einer Bolusinjektion, um möglichst rasch ausreichend hohe Nifedipinspiegel zu erreichen.

In der Nifedipingruppe lebten nach 15 Tagen 9/9 Patienten. In der ISDN-Gruppe verstarb 1 Patient, bevor ein CK-Anstieg im Serum nachweisbar war. Autoptisch fand sich ein großer Hinterwandinfarkt. Ein sicherer Unterschied in der Frühmortalität ist daraus zwischen den beiden Gruppen nicht abzuleiten.

Zusammenfassung

In einer kontrollierten, randomisierten und prospektiven Studie erhielten 9 Patienten eine Nifedipininfusion (0,6 mg/h–1,25 mg/h) über 72 Stunden, im Mittel 6,5 Stunden nach Beginn der Angina pectoris. 9 weitere Patienten wurden vergleichend mit Isosorbiddinitrat (2 mg/h) intravenös behandelt. Linksherzinsuffiziente Patienten und Patienten nach Reanimation wurden von der Studie ausgeschlossen. Beide Gruppen waren nach Alter, Geschlecht und Infarktlokalisation sowie Hämodynamik vergleichbar.

Die CK-Maxima waren in der Nifedipingruppe $19,4 \pm 0,7$ h und in der ISDN-Gruppe $19,7 \pm 0,8$ h nach Schmerzbeginn erreicht. Die Enzymmaxima (CK) waren mit 785 ± 277 U/l unter Nifedipin nur unwesentlich niedriger als in der ISDN-Gruppe mit 881 ± 338 U/l.

Nifedipin führte zu einer persistierenden Reduktion des peripheren Widerstandes (-26%) und einem gleichzeitigen Anstieg des Herzindex um 23%. Unter ISDN blieben peripherer Widerstand und Herzindex während der ersten 24 Stunden unverändert. Pulmonaler Widerstand und Füllungsdruck nahmen in beiden Gruppen ab. Eine arterielle Blutdrucksenkung wurde in der gewählten Dosierung weder während der intravenösen Nifedipininfusion noch unter ISDN beobachtet.

Nach 15 Tagen lebten in der Nifedipingruppe 9/9 Patienten, in der ISDN-Gruppe 8/9 Patienten.

Literatur

1. Angelino PF, Matta F, De Marchi M et al. (1983) Hemodynamic and enzymatic effects of intravenous nifedipine administration in acute myocardial infarction. In: Kaltenbach M, Neufeld HN (eds) 5th International Adalat-Symposium. Excerpta Medica, Amsterdam Oxford Princeton, p 272
2. Bleifeld WD, Mathey D, Hanrath P, Buss H, Effert S (1977) Infarct size estimated from serial serum creatine phosphokinase in relation to the left ventricular haemodynamics. Circulation 55:303
3. Bussmann WD, Schofer H, Kaltenbach M (1977) Die hämodynamische Wirkung von Nifedipin bei akutem Herzinfarkt. Herz/Kreislauf 9:140
4. Bussmann W-D, Passek D, Seidel W, Kaltenbach M (1981) Reduction of CK and CK-MB indexes of infarct size by intravenous Nitroglyzerin. Circul 63:615
5. Bussmann W-D, Seher W, Grüngras M (1983) Reduktion der CK- und CK-MB-Infarktgröße durch Verapamil. Dtsch Med Wschr 108:1047
6. Debaisieux J-X, Theroux P, Waters DD, Mizgala HF (1980) Hemodynamic effects of a single oral dose of nifedipine following acute myocardial infarction. Chest 78:574
7. De Boer LWV, Strauss R, Kloner A, Rude RE, Davis RF, Maroko PR, Braunwald E (1980) Autoradiographic method for measuring the ischemic myocardium at risk. Effects of verapamil on infarct size after experimental coronary artery occlusion. Proc nat Acad Sci (Wash) 77:6119
8. Ellrodt G, Chew GYC, Singh B (1980) Therapeutical implications of slow-channel blockade in cardiocirculatory disorders. Circulation 62:669
9. Fischer-Hansen J, Mellemgaard K, Sigurd K, Lyngbye J (1980) Verapamil in acute myocardial infarction. Clin Invest Med 59:313
10. Fleckenstein A, Fleckenstein-Grün G (1981) Kalzium-Antagonismus – ein neues Wirkungsprinzip in der Koronartherapie. Münch. med. Wschr. 123, Suppl. 1, 15
11. Geary GG, Smith GT, Suchiro GT, McNamara JJ (1982) Failure of nifedipine therapy to reduce myocardial infarct size in the baboon. Am. J. Cardiol. 49:331
12. Hellstrom HR (1979) Evidence in favor of the vasospastic cause of coronary artery thrombosis. Am Heart J 97:449
13. Henry PD, Shuchleib R, Borda L J, Roberts R, Williamson JR, Sobel BE (1978) Effects of nifedipine on myocardial perfusion and ischemic injury in dogs. Circ. Res. 43:372
14. Henry PD, Schuchleib R, Clark RE, Perez JE (1979) Effect of nifedipine on myocardial ischemia: Analysis of collateral flow, pulsatile beat and regional muscle shortening. Am. J. Cardiol. 44:817
15. Henry PD, Christlieb IY, Clark RE (1981) Adalat – Kardioprotektive Zusatzbehandlung beim akuten Myokardinfarkt und beim kardiopulmonalen Bypass. In: Coronary disease. – Calcium Antagonist Adalat. Bayer, Leverkusen, p 65
16. Herbst A, Nachtwey W (1975) Klinische Prüfungen des neuen Koronartherapeutikums Adalat an Patienten mit frischem Myokardinfarkt. Ther. Berichte 47:260
17. Jaffe AS, Henry PD, Vacek JL, Sobel BE, Roberts R (1982) Administration of nifedipine to patients with acute myocardial infarction. In: Vogel JHK (ed) Cardiovascular medicine. New York, Raven Press, Vol. I

18. Kaltenbach M, Schulz W, Kober G (1983) Anti-anginal effects of Nifedipine in stable angina: central or peripheral effects? In: Kaltenbach M, Neufeld HN (eds) 5th International Adalat-Symposium. Excerpta Medica, Amsterdam Oxford Princeton, p 293
19. Lichtlen P (1973) The influence of nifedipine on left ventricular and coronary dynamics at rest and during exercise in patients with coronary disease. In: Hashimoto K, Kimura E, Kobayashi T (eds) 1st International Adalat-Symposium. University of Tokyo Press, Tokyo, p 114
20. Ludbrook PA, Tiefenbrunn AJ, Reed FR, Sobel BE (1982) Acute hemodynamic response to sublingual nifedipine: dependence on left ventricular function. Circulation 65:489
21. Majid PA, De Jong (1982) Acute hemodynamic effects of nifedipine in patients with ischemic heart disease. Circulation 65:1114
22. Maseri A, L'Abbate A, Baroldi G et al. (1978) Coronary vasospasm as a possible cause of myocardial infarction. N Engl J Med 299:1271
23. Meils CM, Gross GJ, Brooks HL, Warltier DC (1981) Reduction of MI size by the calcium antagonist Fr-7534. Cardiology 68:146
24. Muller JE, Morrison J, Stone PH, Rude RE, Rosner B, Roberts R, Pearle DL, Turi ZG, Schneider JF, Serfas DH, Tate C, Scheiner E, Sobel BE, Hennekens CH, Braunwald PH and Braunwald E (1984) Nifedipine therapy for patients with threatened and acute myocardial infarction: a randomised, double-blind, placebo-controlled comparison. Circulation 69:740
25. Nayler WG (1980) The pharmacological protection of the ischemic heart: The use of calcium and beta-adrenoceptor blocking drugs. Eur. Heart J. 1 (suppl B) 5
26. Nayler WG, Ferrari R (1980) The use of nifedipine in the protection of the ischemic heart. In: Puech P, Krebs R (eds) 4th International Adalat-Symposium. Excerpta Medica, Amsterdam Oxford Princeton, p 197
27. Oeff M, Beck, Halilovic, Hochrein H (1980) Nifedipin bei akutem Myokardinfarkt. Hämodynamische Wirkungen. Dtsch Med Wschr 105:1479
28. Reimer RA, Lowe JE, Jennings RB (1977) Effect of the Ca-Antagonist verapamil on necrosis following temporary coronary artery occlusion in dogs. Circulation 55:581
29. Selwyn AP, Welman E, Fox K, Horlock P, Pratt T, Klein M (1979) The effects of nifedipine on acute experimental myocardial ischemia and infarction in dogs. Circ Res 44:16
30. Weintraub WS, Hattori S, Agarwal JB, Bodenheimer MM, Banka VS, Helfant RH (1982) Effects of nifedipine on myocardial blood flow and contraction during ischemia in the dog. Circulation 65:49

Wirkung einer intravenösen Nifedipininfusion bei akutem Myokardinfarkt im Vergleich zu Nitroglyzerin. Untersuchungen zu Hämodynamik und Krankheitsverlauf *

G. Schreiner, R. Erbel und J. Meyer

Kalziumantagonisten und insbesondere Nifedipin haben sich in der Behandlung der koronaren Herzkrankheit bei den verschiedenen Formen der Angina pectoris als wirksam erwiesen [1, 13, 14]. Beim akuten Myokardinfarkt konnten verschiedene Untersucher im Tierexperiment eine Infarktgrößenreduktion bzw. eine Verbesserung der linksventrikulären Funktion durch die Behandlung mit Nifedipin erzielen [7, 8, 19]. In einer anderen tierexperimentellen Untersuchung wiederum war kein Einfluß auf die Infarktgröße nachweisbar [5], während Selwyn et al. [18] einen dosisabhängigen Effekt fanden. Höhere Dosen führten infolge der hämodynamischen Nebeneffekte (arterieller Druckabfall, Verminderung des Kollateralflusses) zu einer Vergrößerung der Nekrosezone.

Klinische Untersuchungen zur Hämodynamik beim frischen Myokardinfarkt liegen für die orale und sublinguale Gabe von Nifedipin vor [2–4, 9, 15, 17] und zeigten ähnliche Effekte wie bei Patienten mit chronischer koronarer Herzkrankheit [11, 12]. Übereinstimmend wird eine Senkung des peripheren Widerstandes mit Anstieg des Herzzeitvolumens beschrieben. Die Einführung von Nifedipin zur parenteralen Gabe erlaubt eine bessere Dosierung und Steuerung der Effekte in der Therapie des akuten Myokardinfarktes. Wir haben deshalb in der vorliegenden Untersuchung die Wirkung einer intravenösen Nifedipininfusion bei akutem Myokardinfarkt im Vergleich zu Nitroglyzerin untersucht.

Patienten und Methodik

In die prospektiv randomisierte Studie wurden 20 Patienten mit den klinischen und elektrokardiographischen Zeichen des frischen Herzinfarktes aufgenommen.

Tabelle 1 zeigt in der Übersicht die Patientendaten. In die Untersuchung aufgenommen wurden Patienten bis 18 h nach Symptombeginn, die jünger als 75 Jahre waren. Ausschlußkriterien waren: systolische Blutdruckwerte unter 100 mm Hg, Herzfrequenz größer als 120/min, Patienten mit schwerer Rechts- oder Linksherzinsuffizienz, Schwangerschaft, Therapie mit β-Rezeptorenblokkern und fehlendes Einverständnis.

Bezüglich des Alters bestanden keine Unterschiede in beiden Behandlungsgruppen; in der Nifedipingruppe fanden sich 6 Vorderwandinfarkte und 4 Hinter-

---

* II. Medizinische Klinik, Johannes Gutenberg-Universität, Mainz, 6500 Mainz

Tabelle 1. Charakteristika der Patienten in beiden Behandlungsgruppen

Patienten

Nifedipin	Nitroglyzerin
$n = 10$ (8 ♂, 2 ♀)	$n = 10$ (7 ♂, 3 ♀)
Alter: $57 \pm 10{,}5$ Jahre	Alter: $58 \pm 9{,}7$ Jahre
VWI: 6	VWI: 4
HWI: 4	HWI: 6
CK bei Aufnahme: 211 ± 249 U/l	CK bei Aufnahme: 264 ± 494 U/l
Therapiebeginn: $6{,}1 \pm 3{,}5$ h	Therapiebeginn: $5{,}5 \pm 5{,}3$ h

wandinfarkte, in der Nitrogruppe bestand ein umgekehrtes Verhältnis. Die CK war im Mittel bei beiden Gruppen zum Zeitpunkt der Aufnahme bereits erhöht und betrug in der Nifedipingruppe 211 ± 249 U/l bzw. 264 ± 494 U/l in der Nitroglyzeringruppe. Der Therapiebeginn lag in der Nifedipingruppe $6{,}1 \pm 3{,}5$ h nach Symptombeginn, in der Nitroglyzeringruppe $5{,}5 \pm 5{,}3$ h nach Symptombeginn. Alle Patienten erhielten unmittelbar nach der Aufnahme einen Swan-Ganz-Thermodilutionskatheter; in der Nifedipingruppe wurde nach einer Ausgangsmessung die Behandlung mit einer Bolusinjektion von 1 mg Nifedipin über circa 7–10 min begonnen und mit einer Dauerinfusion von 0,6–1,2 mg/h über 72 h fortgeführt. In der Nitroglyzeringruppe lag die Dosierung zwischen 4–8 mg Nitroglyzerin pro Stunde. Als Begleittherapie wurde bei allen Patienten eine therapeutische Heparinisierung durchgeführt, bedarfsweise wurden zusätzlich Analgetika gegeben. Die hämodynamischen Parameter wurden in den ersten 24 h in 4-stündlichen Abständen kontrolliert, danach bei klinisch stabilem Verlauf nur noch alle 8 h; nach spätestens 72 h wurde die hämodynamische Überwachung in der Regel beendet. CK und CK-MB wurden in den ersten 24 h gleichfalls 4-stündlich kontrolliert, danach alle 8 h bis zum Erreichen des Normalwertes. Sonstige Laborkontrollen erfolgten im stationsüblichen Rahmen. Mittelwerte und Standardabweichung wurden berechnet; zur statistischen Prüfung wurde der Wilcoxon-Test verwandt.

Ergebnisse

Der klinische Verlauf war bei allen Patienten ohne wesentliche Komplikationen. Bei einem Patienten trat während des Legens des Pulmonalarterienkatheters Kammerflimmern auf, das durch einmalige Defibrillation mit 400 Ws beherrscht werden konnte. 2 Patienten der mit Nitroglyzerin behandelten Gruppe erhielten passager zusätzlich Diuretika wegen einer Linksherzinsuffizienz; in der mit Nifedipin behandelten Gruppe waren bei einem Patienten zusätzliche Diuretikagaben erforderlich. Die CK-Maximalwerte waren in beiden Gruppen ähnlich, in der Nifedipingruppe im Mittel 1024 ± 736 U/l und in der Nitroglyzeringruppe 1344 ± 559 U/l. Das Maximum wurde in der Regel 24 h nach Symptombeginn erreicht.

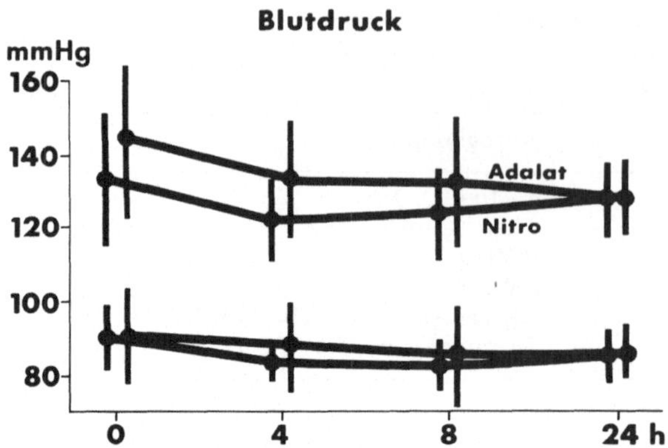

Abb. 1. Blutdruckverhalten unter Medikation mit Nifedipin bzw. Nitroglyzerin (Mittelwerte ± Standardabweichung)

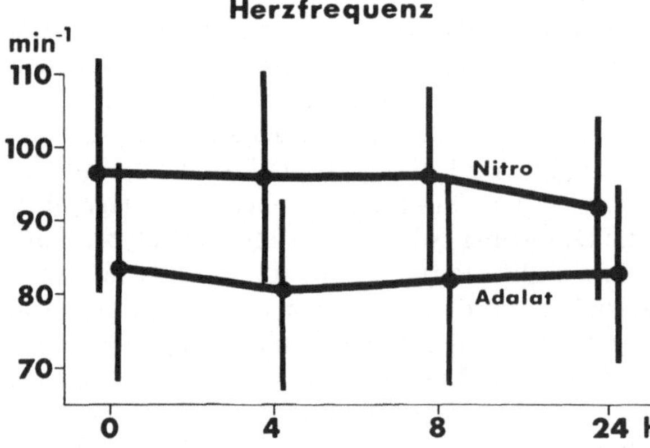

Abb. 2. Herzfrequenz unter Medikation mit Nifedipin bzw. Nitroglyzerin (Mittelwerte ± Standardabweichung)

Abbildung 1 zeigt das Blutdruckverhalten unter der Medikation in beiden Gruppen. In der Nifedipingruppe fiel der Blutdruck leicht von im Mittel $144 \pm 21/90 \pm 13$ mm Hg nach 4 h auf im Mittel $133 \pm 16/87 \pm 12$ mm Hg und blieb im weiteren Beobachtungszeitraum nahezu gleich. In der Nitroglyzeringruppe wurde initial gleichfalls ein leichter Blutdruckabfall beobachtet. Hier betrug der Ausgangswert im Mittel $134 \pm 18/91 \pm 9$ mm Hg, nach 4 h $122 \pm 11/83 \pm 5$ mm Hg. Ein kritischer Blutdruckabfall auf systolische Werte unter 100 mm Hg wurde bei keinem der Patienten beobachtet.

Der Verlauf der Herzfrequenz ist in Abb. 2 dargestellt. Im Mittel blieb die Herzfrequenz durch die Medikation in beiden Gruppen unbeeinflußt, insbesondere wurden unter der Nifedipininfusion keine Reflextachykardien durch zu große Nachlastsenkung beobachtet.

Beim rechtsatrialen Druck (Abb. 3) war unter der Nitroglyzerininfusion im Mittel ein leichter Abfall erkennbar (n. s.), bei der mit Nifedipin behandelten Gruppe zeigte sich kein eindeutiger Trend.

Abbildung 4 zeigt das Verhalten des Pulmonalarteriendruckes. Hier kommt ein Ungleichgewicht der beiden Behandlungsgruppen zum Ausdruck, was bei der

Abb. 3. Rechtsatrialer Druck unter Medikation mit Nifedipin bzw. Nitroglyzerin (Mittelwerte ± Standardabweichung)

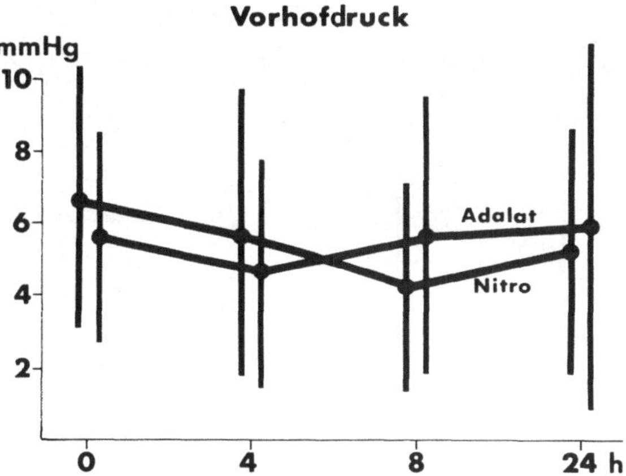

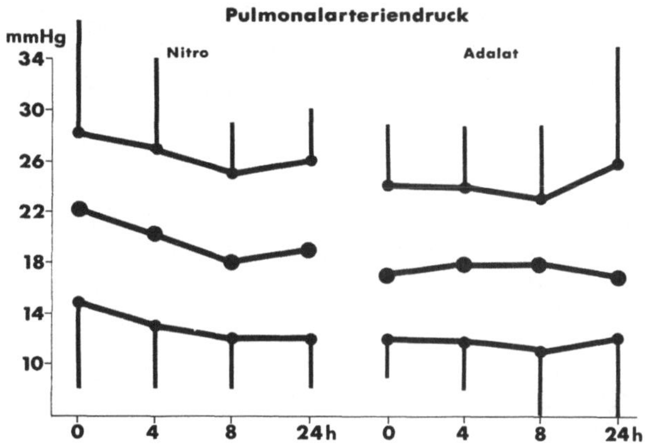

Abb. 4. Pulmonalarteriendruck (systolisch/diastolisch, Mitteldruck) unter Medikation mit Nifedipin bzw. Nitroglyzerin (Mittelwerte ± Standardabweichung)

Interpretation der Ergebnisse berücksichtigt werden muß. In der Nitroglyzeringruppe waren 4 Patienten mit einem enddiastolischen Druck über 18 mm Hg, in der Nifedipingruppe fand sich nur bei einem Patienten der enddiastolische Druck initial über 18 mm Hg erhöht. Infolgedessen erscheint der Einfluß von Nitroglyzerin auf den Pulmonalarteriendruck zunächst günstiger gegenüber Nifedipin. Der Pulmonalarterienmitteldruck betrug in der Nitroglyzeringruppe zu Beginn 22 ± 8 mm Hg nach 8 h 18 ± 4 mm Hg und nach 24 h 19 ± 6 mm Hg. In der Nifedipingruppe lag der Ausgangswert für den Pulmonalarterienmitteldruck bei 17 ± 4 mm Hg, nach 8 h bei 18 ± 6 mm Hg und nach 24 h bei 17 ± 7 mm Hg. Ein Patient mit einem ausgedehnten Hinterwandinfarkt und rechtsventrikulärer Beteiligung zeigte bei initial normalem enddiastolischen Pulmonalarteriendruck von 11 mm Hg unter der Nifedipininfusion einen pathologischen Anstieg auf 20 mm Hg nach 8 h; nach zusätzlicher Diuretikagabe war der Patient jedoch leicht zu rekompensieren.

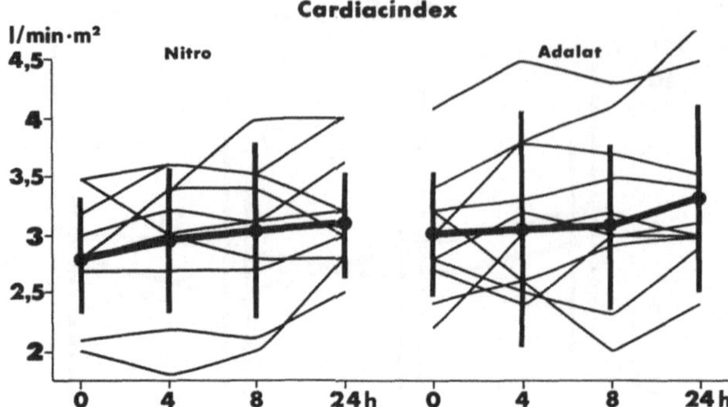

Abb. 5. Cardiacindex unter Medikation mit Nifedipin bzw. Nitroglyzerin (Einzelverläufe, Mittelwerte ± Standardabweichung)

Abbildung 5 zeigt das Verhalten des Cardiacindex in beiden Behandlungsgruppen. Aufgetragen sind die Einzelverläufe, sowie die Mittelwerte mit Standardabweichung. In der Nitroglyzeringruppe ist unter der Behandlung ein Anstieg des Cardiacindex im Mittel von $2,8\pm0,5$ l/min·m² auf $3,1\pm0,5$ l/min·m² nach 24 h erkennbar bzw. in der Nifedipingruppe von $3,0\pm0,6$ l/min·m² auf $3,3\pm0,8$ l/min·m². Auch 2 Patienten mit deutlich reduziertem Ausgangswert unter 2,5 l/min·m² zeigten unter der Nifedipininfusion eine Normalisierung des Cardiacindex. Lediglich der Patient mit ausgedehntem Hinterwandinfarkt und rechtsventrikulärer Beteiligung bot nach 8 h einen kritischen Abfall von 3,2 l/min·m² auf 2,0 l/min·m². Im weiteren Verlauf besserte sich der Cardiacindex jedoch und hatte sich nach 32 h wieder normalisiert.

Diskussion

Die Ergebnisse der vorliegenden Untersuchung zeigen, daß eine intravenöse Dauerinfusion von Nifedipin beim akuten Myokardinfarkt den hämodynamischen Verlauf ähnlich günstig beeinflußt wie Nitroglyzerin. Über die Senkung des peripheren Widerstandes war ein Anstieg des Cardiacindex bei nur leichtem Blutdruckabfall zu beobachten. Die Herzfrequenz blieb im wesentlichen unbeeinflußt, Reflextachykardien wurden nicht beobachtet.

Die Ergebnisse stehen in Übereinstimmung mit Untersuchungen zur Hämodynamik bei oraler und sublingualer Gabe von Nifedipin beim akuten Myokardinfarkt [3, 6, 17]. Gordon et al. [6] konnten bei 7 Patienten mit erhöhtem Pulmonalarterienverschlußdruck (größer als 18 mm Hg) in ihrem Patientenkollektiv durch die sublinguale Gabe von Nifedipin eine schnelle Reduktion des Drucks mit nachfolgendem Anstieg des Cardiacindex erzielen, während die intravenöse Gabe von Furosemid bei einem Vergleichskollektiv von 6 Patienten nur zu einem Abfall des Pulmonalarteriendruckes ohne Anstieg des Cardiacindex führte. Ähnlich günstige Ergebnisse konnten Roberts et al. [17], Cantelli et al. [3] und Polese et al. [16] beim Lungenödem im Rahmen des akuten Myokardinfarktes nachweisen.

Es sind jedoch weitere spezielle Untersuchungen erforderlich, um die hämodynamischen Auswirkungen einer Nifedipindauerinfusion bei Patienten mit kritisch erniedrigtem Cardiacindex zu erfassen.

Literatur

1. Antman E, Muller J, Goldberg S et al. (1980) Nifedipine therapy for coronary artery spasm: Experience in 127 patients. N Engl J Med 302:1269–1273
2. Bussmann WD, Schofer H, Kaltenbach M (1977) Die hämodynamische Wirkung von Nifedipin bei akutem Herzinfarkt. Herz/Kreislauf 9:140
3. Cantelli I, Pavesi PC, Naccaralla F, Bracchetti D (1981) Comparison of acute hemodynamic effects of nifedipine and isosorbide dinitrate in patients with heart failure following acute myocardial infarction. Int J Cardiol 1:151–163
4. Debaisieux JC, Theroux P, Waters DD, Mizgaba HF (1980) Hemodynamic effects of a single oral dose of nifedipine following acute myocardial infarction. Chest 78:574–579
5. Geary GG, Smith GT, Suehiro GT, McNamara JJ (1982) Failure of nifedipine therapy to reduce myocardial infarct size in the baboon. Am J Cardiol 49:331–338
6. Gordon GD, Mabin TH, Isaacs S, Lloyd EA, Eichler HG, Opie LH (1984) Hemodynamic effects of sublingual nifedipine in acute myocardial infarction. Am J Cardiol 53:1228–1232
7. Henry PD, Shuchleib R, Borda LJ, Roberts R, Williamson JR, Sobel BE (1978) Effects of nifedipine on myocardial perfusion and ischemic injury in dogs. Circ Res 43:372–380
8. Henry PD, Schuchleib R, Clark RE, Parez JL (1979) Effect of nifedipine on myocardial ischemia: Analysis of collateral flow, pulsatile beat and regional muscle shortening. Am J Cardiol 44:817–824
9. Herbst A, Nachtwey W (1975) Klinische Prüfung des neuen Koronartherapeutikums Adalat an Patienten mit frischem Myokardinfarkt. Ther Berichte 47:260
10. Jaffe AS, Henry PD, Vacek JL, Sobel BE, Roberts R (1982) Administration of nifedipine to patients with acute myocardial infarction. In: Vogel JHK (ed) Cardiovascular medicine, vol I. Raven, New York, pp 91–102
11. Ludbrook PA, Tiefenbrunn AJ, Reed FR, Sobel BE (1982) Acute hemodynamic response to sublingual nifedipine: Dependence on left ventricular function. Circulation 65:489
12. Majid PA, DeJong J (1982) Acute hemodynamic effects of nifedipine in patients with ischemic heart disease. Circulation 65:1114
13. Moskowitz RM, Piccini PA, Nacarelli GV, Zelis R (1979) Nifedipine therapy for stable angina pectoris: Preliminary results of effects on angina frequency and treadmill exercise response. Am J Cardiol 44:811–816
14. Muller JE, Turi ZG, Pearle DL et al. (1984) Nifedipine and conventional therapy for unstable angina pectoris: A randomized, double-blind comparison. Circulation 69:728–739
15. Oeff M, Beck OA, Halilovic, Hochrein H (1980) Nifedipin bei akutem Myokardinfarkt. Hämodynamische Wirkungen. Dtsch Med Wochenschr 105:1479
16. Polese A, Fiorentini C, Olivari MT, Guazzi MD (1979) Clinical use of a calcium antagonist (nifedipine) in acute pulmonary edema. Am J Med 66:825–830
17. Roberts R, Jaffe AS, Henry PB, Sobel BE (1981) Nifedipine and acute myocardial infarction. Herz 6:90–97
18. Selwyn AP, Welman E, Fox K, Horlock P, Pratt T, Klein M (1979) The effect of nifedipine on acute experimental myocardial ischemia and infarction in dogs. Circ Res 44:16–23
19. Weintraub WS, Hatteri S, Aquarwal JB, Bodenheimer MM, Banka VS, Helfand RH (1982) Effects of nifedipine on myocardial blood flow and contraction during ischemia in dog. Circulation 65:49–53